Die besten Rezepte bei kleinen Beschwerden

SOS Hexenschuss

Ingrid Kleindienst-John

奧地利奶奶給銀髮族的居家芳療小藥鋪

著｜英格麗・克蘭迪恩─用

譯｜陳宣名　審訂｜何欣潔、張雅婷、黃琬婷

堡壘文化

目錄

contents

\ 量度工具 /

1杯	1湯匙	1茶匙
約250ml	約15ml	約5ml

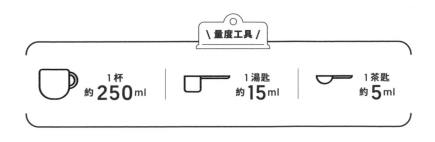

CHAPTER 6 芳香生活急救箱

CHAPTER 7 使用原則與索引

和奧地利奶奶一起
泡藥草茶與自然生活

第一本《奧地利奶奶給孩子的居家芳療小藥鋪》提供專為嬰幼兒至青少年設計的芳療指南；第二本《奧地利奶奶給妳的居家芳療小藥鋪》從女性荷爾蒙談起，讓我們了解身體及生命歷程的變化。現在，本系列的焦點來到「銀髮族」及晚年生活，奧地利奶奶以熟悉的溫暖口吻與實用的植物知識，書寫了這本好用有趣的芳療書。

我們特地訪談本系列幕後專業的「台灣審訂團隊」，分別是化學專業的芳療師何欣潔（poky）、小兒過敏免疫科主治醫師張雅婷，和關心生育自主的芳療講師黃琬婷。她們不僅兼具專業知識與技能，更是充滿生活熱情的媽媽。讓我們從審訂團隊的視角進入奧地利芳療，揭開本系列的幕後故事。

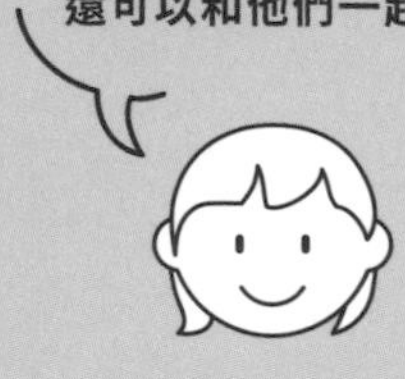
這本書不只是
給長輩看的
還可以和他們一起實踐

黃琬婷

芳療講師

芳香療法講師、台灣生育改革行動聯盟成員。關注生育自主、女性和兒童人權議題。

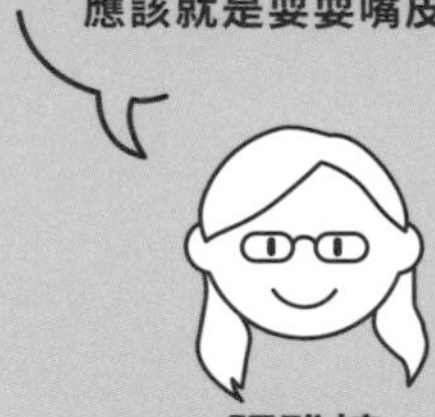
我在這個
三人審訂團的功用呢
應該就是耍耍嘴皮子！

張雅婷

小兒過敏免疫科主治醫師

臺安醫院小兒過敏免疫科主治醫師，IFA 英國國際芳療協會認證芳療師，IBCLC 國際認證泌乳顧問，Dr. Vodder school 國際淋巴引流治療師，針灸專科醫師

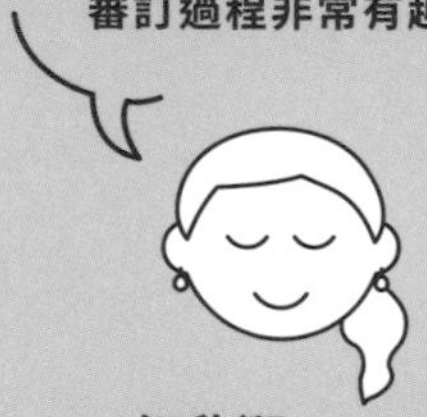
我們三個人
因為背景不同
審訂過程非常有趣

何欣潔 poky

拾心香研創辦人暨 feeling 品牌總監

化學碩士，IFA 英國國際芳療協會認證芳療師，芳香療法講師，嗅覺開發，香氣創作與出版。著有《植物芬芳的日常異想》

notes

「奧地利奶奶」系列書籍，在本篇內文中提及時僅以下面標示圖案代替

奧地利奶奶給孩子的居家芳療小藥鋪

奧地利奶奶給妳的居家芳療小藥鋪

奧地利奶奶給銀髮族的居家芳療小藥鋪

終於是奧地利芳療「三部曲」最後一部，來談談這系列吧！

這本比起前兩本，更多著墨在腸胃道還有腰、膝蓋的保養。不像的腸胃道側重在感染的保健上，而是針對機能上使用多年後老化的腸胃、腰部和膝關節保養。

奧地利芳療的特色很明顯，較顯著的有：劑量通常都很低，其次是非常善用生活物品，像是奶精球、奶酪渣、大蒜或洋蔥這些隨手可得的東西。與台灣市面上的其他書比較起來更為輕鬆，當遇到特定症狀時，讀者可以迅速翻到對應的部分。例如我翻看這本書時，會先快速瀏覽一遍，然後將在意的症狀標記下來方便日後查找。

這本書充滿了生活氛圍。我覺得與眾不同的地方在於，她將植物故事和神話元素融入其中，閱讀起來非常有趣。還頻繁提及作者的祖母、外祖母的「祖傳藥草配方」、一些古籍藥方，可以感受到傳承的情感。

讓我印象深刻的內容在於文化差異，最有趣的是第二章談到「富貴包」，奧地利的原文翻譯是「寡婦丘」，在我們華人的文化叫做富貴包。可能他們寡婦都要做女紅貼補家計吧！？現在看來，頸椎第七節和胸椎第一節這邊的關節變形，確實比較像富貴包，因為有時間悠閒的滑手機呀！另外哺乳媽媽塞奶的時候，那本也有提到可以用高麗菜葉來冰敷餵奶腫脹的胸部，這本則是用高麗菜蒸熟後去敷關節，高麗菜真是萬能啊！

我對這本書印象深刻的，一樣是第二章提到肩頸酸痛的問題，作者說她奶奶把這樣的症狀解釋成「特路德坐在脖子上」，特路德是會帶來惡夢的夜精靈，特魯德坐在頸椎那裡形成了寡婦丘，這還可能導致這個部位在精神層面的腫脹，因此也與心理負擔有關。而這部位與喉輪相對，影響了喉輪相關的問題。有趣的是她提供了一個解決方法是建議大家寫日記，用書寫來處理喉輪問題。不只是精油配方，還分享了多種方法，像寫日記、藥草浴和藥草敷料，甚至還提到了針灸指壓。讓人覺得這本書記錄了藥草植物歷史的一部分，她講故事的方式非常吸引人，讓人著迷。

分享一個配方，或說說自己實際怎麼使用？

我一開始代理「Feeling產品的時候，對這個奧地利品牌複方裡用的精油會有點疑惑，跟我學過的有一點點不一樣，像白千層處理關節狀況，我們關節用油原本不會一開始就找它，以前要解釋都會覺得有點難，但因為「奧地利奶奶」這系列書籍的關係，才恍然大悟裡面的用油脈絡。

我覺得「奧地利奶奶」這系列裡面最令我驚訝的有兩個配方，當然有一個精油讓我忍不住去買，就是血橙精油！它出現的次數之多，讓我覺得少了這瓶精油，精油櫃裡好像就有失落的一角！在第八十七頁睡前安撫擴香配方，血橙加真正薰衣草加穗甘松，這個組合讓穗甘松真的變得很好聞，雖然沒有馬上睡著，但是還真的蠻放鬆的。另外就是瑞士石松和血橙在打鼾的使用，加上真正薰衣草和絲柏，我自己是沒有什麼打鼾的問題，但是整個呼吸道還蠻順暢的，感覺上顳顎關節也比較放鬆。

我自己本來沒有在用瑞士石松精油，看了書上很多用法後，我才去聞聞看，覺得這支樹的味道很特別，還有一種放鬆的感覺，因為很多樹木系的精油都比較提振，但瑞士石松是那種很溫柔的樹。通常想到放鬆的精油，常常會想到一些花啊，或者是比較溫柔的薰衣草，但瑞士石松除了放鬆之外，既有支持又有溫暖的感覺。

三位是醫學、化學與芳療師專業的夢幻審訂團，平常怎麼合作的呢？

我在這個三人審訂團的功用呢，應該就是耍耍嘴皮子！我的臨床使用經驗，沒有Poky或琬婷多，我大概就是針對一些文化翻譯的不同，例如寡婦丘、富貴包；疲潰症和過勞症候群等，用台灣社會比較耳熟能詳的話，連接文化翻譯的差異、還有校正一些生理上的翻譯名詞。

我們三人背景不同，關注的焦點也稍微不一樣：比方雅婷的著眼點在醫學上的症狀、名詞、筋肉骨骼位置的正確性，例如脖子凹窩處要補充說明是鎖骨上緣；琬婷會特別留心手作步驟與內文描述，有哪些需要提醒讀者注意、哪些觀念可能誤導讀者，該如何調整文字、實務上該如何補述，例如加熱的溫度、泡浴的時間、藥草或精油標注。我則負責整合及確認段落邏輯，配方或內文中添

加物及化學專有名詞的正確。

當然，我們共同關注的會在劑量、芳療知識正確性、用油安全、文字理解度、執行可行度上，甚至討論配方中的材料是否容易取得、在台灣實務上的瓶頸。例如看到奶酪渣，我們會查詢原文研究這長什麼樣子，在台灣能用什麼替代，也真的去超市買來試用。因為在有疑慮的段落來回討論許久、斟酌用字，於是每本書審訂時間往往都比預計的更長，不過三人的工作時光是非常過癮又有意思的。

三位覺得芳療對於「老後生活」是怎樣的存在？

我覺得其實不只有在銀髮族可以用，而是以保養、照顧使用很久的器官來看待，「要活就要動，活動就是這樣的意思」。這本偏重於保養和潤滑器官組織之間的張力，讓不管是腸胃、關節、還有心情都能夠更接受「這器官使用很久了呀！內服外用都應該要好好重視」。

看待疾病與照顧自己的心態似乎會變得不太一樣。年輕時會一股腦想治療好、醫好、希望疾病再也不發生；針對長輩則更多在舒緩症狀、放鬆心情、放鬆筋骨，陪伴與提高生活品質。我對第一章的一段文字印象很深刻：「太匆忙回到工作崗位上有可能會遺留一些損傷，而這些損傷只有當我們年老時才會察覺」這些年紀漸長後才會發現的症狀，可能無法要求再也不疼痛，但可以用香舒緩，是很幸福的。前陣子我和媽媽聊天，說到年輕時是想著如何成為喜歡的大人；現在她則開始思考想要什麼樣的晚年生活，還可以如何付出呢？還想去接觸曾經渴望的學習遺憾、認識一些新的方法照顧自己，讓生活更自在優雅、更開心。芳香療法會是兼具實用照護與感受美好的陪伴，很值得推薦給銀髮族們。

另外就是這本書在更年期有專屬章節，值得好好參考。因為這部分提供很多花草茶配方，台灣比較少使用花草茶當日常飲用，算是一個新的又有趣的知識吸收來源。而且有男性的更年期介紹，這部分還不是平常的書上會特別寫的呢！

這本書不只是給長輩看的，對於照顧他們的人，如家屬或照服員的身邊若有這樣的工具書，遇到一些小症狀，像長輩的皮膚保養等，就可以參考這本書，這會讓照顧的過程更順手，也能讓長輩心情變好，讓居住空間的氣味更舒服。或者在讀這本書後，也能跟長輩一起實踐。例如，他們可以一起泡藥草茶或使用某些配方，一起討論效果。此外我發現書中的配方都很甜美，氣味很好聞。這對長輩和照顧他們的人都很重要，一個好的氣味可以提振心情。作者的口吻就像奶奶在和同輩聊天，雖然還是包含一些醫學知識，但很生活化、容易理解。

「大自然就是最棒的藥鋪。」

——德國自然療法專家 克奈普神父（ Pfarrer Kneipp ）

Die Natur ist die beste Apotheke.

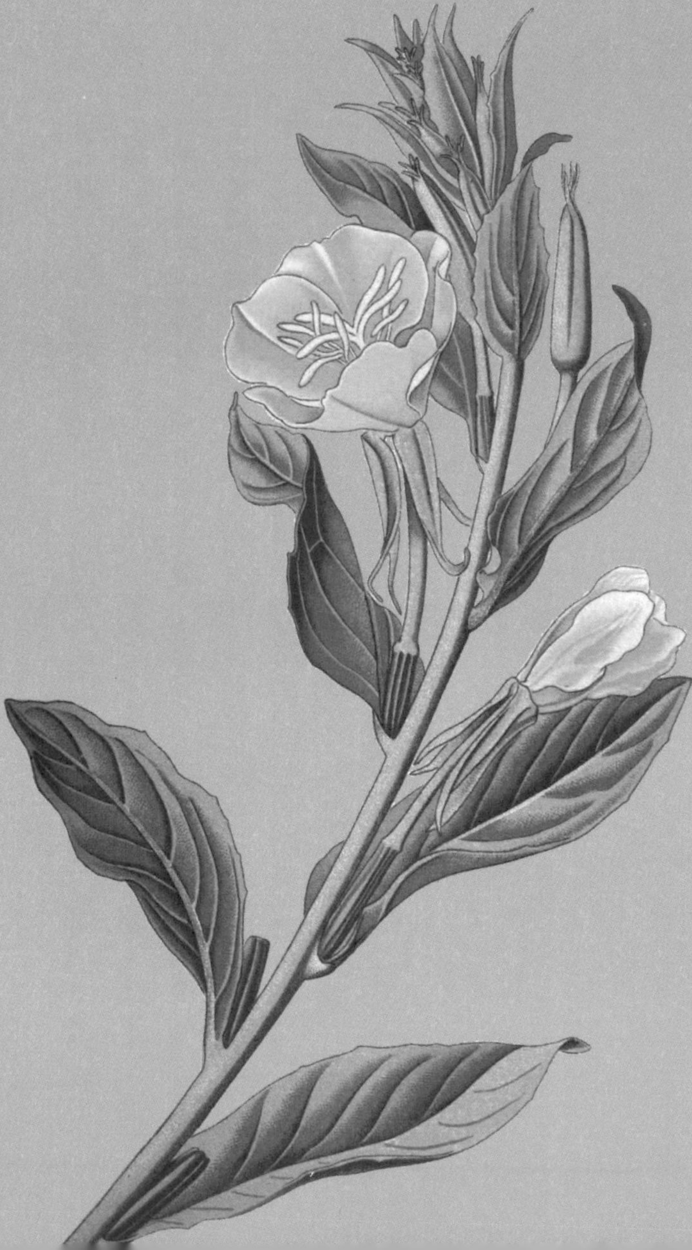

作者的話

我們自己也應該要負起責任，保護並維持自己的健康

「老年不能阻擋愛情來臨，但某種程度上，愛情卻能阻擋老年到來。」
——法國演員 珍妮．摩露（Jeanne Moreau）

當時候到了，我們每個人都會變老。準確來說，這個過程打從我們一出生就開始了。我們會變老，但是我們不想變衰老。更好的說法是，若能免受那些不舒服的老化症狀之苦，我們可能會比較樂意。

我的奶奶總是說：「身體固然會變老，但只要心靈是清醒和活躍的，我們還是能長保年輕。」關於這一點，奶奶真是我的榜樣。因為我們的確能做一些事，讓自己的健康狀況不會太快衰退，連帶也維持住活動力與敏捷度。而且，我們應該及時開始行動！那麼，腰痛和足痛風時，我們能做些什麼呢？面對這麼多小病小痛又該怎麼辦？

我的居家小藥鋪無法讓您不必看醫生或專科門診，然而一旦身體出現了狀況，小藥鋪能作為急難時的幫手，並在復原的過程中給予支持，或許還能讓事態不至於變成緊急狀況。

順便提一下，世界衛生組織對健康的定義如下：「健康是一種總括身體、心靈，及社會的舒適狀態，不只是沒有不適或病痛而已」這樣看來，如果可能的話，我們自己也應該要負起責任，保護並維持自己的健康。

因此，本書不會去抱怨哀嘆已經消逝的青春年華，相反的，它會讓您更有勇氣，開心愉快地變老，並且以健康的身心享受上天賞賜給我們的歲月。

無論您是三十歲、五十歲還是九十歲，接下來書中的各種秘訣撇步都能夠在這方面多少給予您協助。

英格麗．克蘭迪恩－用
布赫巴赫，二〇一五年一月

Chapter 1

芳療基礎知識

Section 1
民俗療法小歷史

Section 2
精油和純露是什麼？

Section 3
好精油及好純露的品質標示

Section 4
植物油、純露與藥草的品質與保存

Section 5
談談植物內含物

Section 1

民俗療法小歷史

在民間的療法中，香草、純露、茶飲等等早已不可或缺。過去很多婦女會使用植物藥材為家人保健、治病、療傷，維持環境衛生；很遺憾的，許多這類的知識在獵巫時代之後就已經失傳了。

不過我們知道有許多植物早在幾百年前就被賦予醫療用途；有很長一段時期，這些居家四周的藥草甚至是人們唯一能取得的藥品。在距今不久的一百年前，植物藥材首次遭到製藥業的排擠。儘管如此，從過去到今日的製藥業還是不斷向植物界借鏡。

今日的情況是，我們太快就服用現代藥品製劑，這些藥方往往開立得太過急促，只為能滿足我們的不耐煩。人們太常盲目使用抗生素，不只是用在一些靠自然療方就能輕鬆處理的病症，更還用在抗生素無用武之地的病毒感染個案上。面對多數疾病，重點其實在於給自己的身體一點時間，朝自我修復、「恢復健康」的方向輕輕推一把，並保持耐心。

古希臘時期、羅馬帝國的植物療法至近代人智學

植物療法至少在古埃及就已見發端。早在西元前兩千七百年的埃及文獻裡就已經記載了藥草的運用。古代少數斷簡殘篇裡，能找到一系列使用植物來治療人的紀錄。古希臘「醫學之父」希波克拉底[1]傳授這些知識，並撰寫了大約六十篇專論，用以描述各種疾病的徵候及建議的治療方式。翻開古代幾百年間的草藥醫學史，我們會看到許多響亮的名號：哲學家亞里斯多德[2]，藥理學家迪奧斯科里德[3]、醫師蓋倫[4]、博物學者普里尼[5]，這些人生活在古

代。時間推進到中世紀，則是波斯哲學與醫學家阿比西納[6]、賓根的賀德佳[7]、帕拉賽爾斯[8]、塔伯涅蒙丹[9]、希羅尼・布倫施維格[10]、奧托・布倫菲爾[11]……等，名單還可以無限延長。

羅馬帝國查理曼大帝本人也深知植物的療癒力，在《國土管理規章》裡他相當明確地規定，城堡花園以及修道院裡該栽種哪些植物。那些人們拿來運用的藥用植物，主要都生長在住家四周環境之中，這也就產生了我們今日所理解的民俗療法。

當代的藥草知識由昆茲勒神父[12]、瑪麗亞・特雷本[13]、藥草神父外丁格[14]，及魯道夫・史代納[15]的人智學運動導引到了新的方向。我們現在有機會利用這批民俗知識的寶藏來照顧自己的健康。

匆忙恢復可能會遺留一些等年老時才會察覺的損傷

好消息是，近年來人們對保健的想法起了微微的轉變。大家越來越會去思考，如果每次一看到感冒或咳嗽的初期跡象就立刻使用強效藥物，「暴力」恢復工作狀態和表面的健康，如此濫用藥品會對身體造成怎樣的損害。要恢復健康，身體需要時間。太匆忙回到工作崗位上有可能會遺留一些損傷，而這些損傷只有當我們年老時才會察覺。

我個人認為，若有小病痛，首先運用可靠的家庭常備藥方無疑是更好的選擇。但這不是說我們可以毫無顧忌，什麼病都用這些藥來治！嚴重的疾病都需要檢驗與診斷，為此我們需要好醫師或是可信賴的治療師的協助。

我們可以自行運用植物療法來增強免疫系統，使疾病從一開始就不至於爆發；若真的生病了，我們也能運用藥草、精油、純露從旁協助，使身體迅速復元或是在康復過程中給予支持。

本書中收錄的建議及配方都經過精心研擬，給予讀者一些自助的良策。但是這些說明不保證能順利實現。遇到不清楚的病症，應立刻尋求醫師的建議！另外也要請您注意，書中的配方及建議完全不適用於嬰幼兒或是十三歲以下的孩童。

任何因書中的應用指引而產生的損害，作者及出版社都無法負擔責任。每位讀者應自行負責，決定是否要採用書中所說明的自然療法或健康指引。

1｜譯註：Hippocrates of Kos（460~370 B.C.），古典希臘時期最著名的醫生，有「醫學之父」的美譽，創立醫學上的四體液學說。

2｜譯註：Aristotle（384~322 B.C.），古希臘三哲之一，思想及作品博大精深，其政治倫理學、自然觀與邏輯學影響後世數千年，他也有關於植物及自然觀察的作品。其弟子泰奧佛拉斯特（Theophrastus）被譽為「植物學之父」，他的兩部植物學著作開啟了植物描寫及植物分類之先河。

3｜譯註：Pedanius Dioscorides（A.D. ?~70），其名著《藥物論》對後世藥理學影響深遠。

4｜譯註：Claudius Galenus（A.D.129~200），古羅馬時期最著名的醫師，直至文藝復興時期，其醫學研究如解剖學、生理學、病理學等等皆被西方醫學奉為圭臬。

5｜譯註：Pliny the Elder（A.D. 23~79），編輯了一部百科全書式《自然史》，從羅馬時期流傳保存至今日。此作品涵蓋了整個西方古典時期所知的一切關於自然的知識，包含植物學、動物學、礦物學、天文學、地質學等等。

6 — 譯註：Avicenna(980~1037)，本名伊本·西納(Ibn Sina)，波斯醫生及大思想家，其學問上承亞里斯多德，豐富的作品在中世紀被翻譯成拉丁文，亞里斯多德的思想是藉著他而再次傳遞到西方。

7 — 譯註：Hildegard von Bingen（1098~1179），德國本篤會修女、神學家、靈修家、醫學家，音樂家。與植物療法相關的作品有《醫藥書》和《疾病的起因與治療》。其著作影響歐洲藥草學甚為深遠，至今仍有許多人努力發揚其思想及作品。

8 — 譯註：Paracelsus（1493~1541），瑞士醫生，煉金術士，思想家。

9 — 譯註：本名雅各布·西奧多 Jacobus Theodorus（1525~1590），人稱 Tabernaemontanus。他是醫生及藥草學家，有「德國植物學之父」的美稱，著有《新藥草》及《植物圖鑑》等書。

10 — 譯註：Hieronymus Brunschwig（1450~1512），德國外科醫師，煉金術士，植物學家。其 1500 年的作品《蒸餾技術》詳述了蒸餾器具及方法，成為後世的權威指引。

11 — 譯註：Otto Brunfels（1488~1534），三位德國植物學之父之一，其名著《藥草的生動圖像》，以木刻及文字忠實描繪許多德意志地區本土植物的形貌及用途。

12 — 譯註：Johann Künzle(1857~1945)，瑞士人，天主教神父，也是倡導植物療法非常著名的藥草神父。著有《藥草與雜草》、《藥草療法全書》等書。

13 — 譯註：Maria Treben（1907~1991），奧地利香草學家，著有《上帝開的保健藥房》。

14 — 譯註：Hermann-Josef Weidinger（1918~2004），奧地利人，天主教神父，藥草學家，在奧地利人稱香草神父，著作豐富，包含《香草茶：香草神父的 1008 種藥草茶良方》共十七小冊，《藥草的種植、採集、運用和保存》等書。

15 — 譯註：Rudolf Steiner（1861~1925），奧地利哲學家，教育家，創辦華德福教育，建立人智學思想體系。其思想所衍伸出的人智醫學與生機互動農法在自然療法領域產生廣大影響。

Section 2

精油和純露是什麼？

植物製造芳香分子，用以儲存能量、攜帶訊息、抵禦病原、調節溫度、吸引或驅趕其他生物等等。花朵的精質能吸引自己所歡迎的昆蟲，嚇退那些不但不「愛護」她、反而很想吃掉她的蟲子。（順便一提，人們正是利用芳香分子的這個特性來製作香氣陷阱捕捉蚊蟲）。

精油也能夠保護植物免於細菌、病毒、黴菌的侵害。精油揮發後，會在植物周圍形成一種微型氣候，幫助植物隔熱驅寒，甚至植物根部也能產生抵禦微生物的物質。比如說，精油。很多時候精油甚至可以抑制鄰近植物的生長呢！例如尤加利樹就是這樣。

植物的香氣儲存在微小的油滴裡，分布在植物組織的表層或內部。有些植物我們甚至靠肉眼就能看到油腺，橘子就是個例子。如果我們稍微擠捏橘子皮，就能清楚認出位在表面的油腺。再舉個例子，如果我們向著陽光拿著聖約翰草那帶著小斑點的葉片，就能清楚地看到一些深色的小點，這就是它的油腺。

六千年前的古代人對芳香療法已不陌生，據目前研究顯示，芳療在古代世界就已廣泛流傳。早期人們的嗅覺遠比我們現代人還靈敏，因而很早就開始使用藥草和芳香物質來保存食物、幫助消化、治療疾病。

我們可以用蒸氣蒸餾法或是萃取法來生產精油。大多數植物都可蒸餾，但有些情況下使用蒸餾法沒有太大意義。不過，我們所使用的芳香產品大約有八成是靠蒸餾法取得的精油。

冷壓法也是另一種獲得精油的方式，這種方法會在生產柑橘類精油時使用。

溶劑萃取法能讓我們得到香氣特別濃烈的精油，這些產品的主要目的是用來製作香水。

蒸氣蒸餾法的產物除了精油之外，還有植物水，就是所謂的純露。純露裡有植物的水溶性活性物質，在精油裡的是油溶性活性物質；因此精油格外適合製作按摩油、乳霜或油膏，而純露則是適合用來滋潤臉部、浸浴、薰香[16]。

16—作者註：可參考我的著作《純露：植物水的溫和療癒力》，Freya 出版，二〇一二。

Section 3

好精油及好純露的品質標示

我們從瓶身的標籤就能認出一支高品質的精油。這聽起來很簡單，但我們應該要先知道標籤上要看哪些東西：

① 植物學名

除了德文植物名稱以外，對我來說最重要的資訊是被加工植物的植物學名。標籤上這項標示通常是拉丁文，是該植物品種的學術名稱，由《國際藻類、真菌及植物命名法規》所規範。

這個學名非常精確地告訴我們，眼前這瓶精油是由何種植物萃取得來的。以尤加利（Eucalyptus）為例，精油市場上至少有五個品種的尤加利精油，不是每一種都適合用在每個人身上。因此我們應該特別留心，手上的這瓶究竟是哪個品種的尤加利。例如，如果我們要處理的是健康方面較為虛弱的人，那藍膠尤加利（Eucalyptus globulus）就不是很適合；澳洲尤加利（Eucalyptus radiata）可以搭配一些相當特殊的使用法；而史泰格尤加利（Eucalyptus staigeriana）就是一款小孩子也能夠安心使用的精油。

因此，植物學名的標示是最起碼的，少了這項重要資訊的產品，您應該不會想買吧！

② 萃取部位

使用者也很想知道一瓶精油是由植物的哪個部位加工製成的，因為常常一株植物的花朵、藥草或是根部都可以產出精油，各個部位所得到的油擁有不同的內容物，因此效用也相當不同。

③ 精油或純露產地

精油植物的來源地也是我們關注的要點，一種植物並非在每個產區都真的水土相符，植物唯有種在最適合它生長的地方，才能發展出這種植物典型的特色。

這裡我們以薰衣草為例。世界上最重要的薰衣草栽種區在法國南部、克羅埃西亞、英國南部，以及部分保加利亞。種在中國的薰衣草，花總是開不好，頂多是法國薰衣草的模仿品。順帶一提，我個人覺得最好的薰衣草是產自法國高海拔地區的野生高地薰衣草。

④ 植物出自傳統栽種法、有機栽種法或野生採集

很遺憾，我們當然無法每支精油都買到萃取自最高品質狄密特栽種法（Demeter-Anbau）[17]的植材；市場上有許多精油是使用有機控管栽種法（kbA）的植材，不過大部分精油植材還是出自使用傳統栽種法的農場，但也不是說這樣就「很差」。

不過，買柑橘類精油時須特別注意，至少要挑使用有機控管栽種法的，因為噴灑的農藥會隨著冷壓法一起進到精油裡。

野生採集很少見，因為這類精油所蒸餾的是生長在野外的植材，也就是得以在合適的自然環境生長的植物，在此環境它可以完全發展出它的特質。

notes

推估保存期限的簡便法則

- **由蒸氣蒸餾法而得的精油，大致上能保存四年（我之後會提到少數例外）。**
- **由冷壓法而得的精油可保存一年至一年半。**
- **原精以及 CO2 萃取法的產品也同樣可保存四年左右。**
- **儘管如此，您使用的精油或純露應該是開封後一年內的。**

注意：皮膚對刺激物起反應的速度常常比您想像得還快！

如果瓶身上沒有標示任何栽種法，您可以合理相信這瓶精油的植材使用的是傳統栽種法。

⑤ 生產方式

最後，在標籤上一定要註明製造方式：蒸氣蒸餾法、冷壓法、酒精萃取、原精（等於溶劑萃取）、或是CO2萃取。因為這攸關產品的保存期限，也會影響使用方式。例如，**原精**當然可以用來調香，但是卻不適合用於治療，因為原精裡可能還是會殘留一點溶劑，這或許會造成皮膚刺激。而**超臨界流體萃取（CO2萃取）**的產物同樣也不完全適合用在皮膚上。不過這兩種都可以用來薰香，無須擔心。

⑥ 生產批號和保存期限

瓶身標籤也該提供生產批號，若有必要，才能追溯到這批產品的製造者。有些公司會在標籤打上有效期限，有些則是提供製造日期。

17－譯註：狄密特栽種法又稱為生機互動農法或是BD農法（Bio-Dynamic Argriculture），是奠基於魯道夫·史代納的人智學哲學體系的農業實踐方式。詳情可參考艾倫法·菲佛的作品《生機互動農法導論》，陳脩這一小節應該能幫助您稍微了解本書中常常會提到的植物內含物質，這樣您更能理解為何有些植物能派上用場而其他植物卻不能。

Section 4

植物油、純露與藥草的品質與保存

植物油的品質

注意植物油的品質好壞也很重要，因為它是調配皮膚外用油的必需品。請購買那些本來就可以食用的油，凡對胃好的東西，對皮膚也好。因此要買初榨的油，並盡可能挑選有機栽種的，這樣才能避免潛在有害物質不小心滲進皮膚裡。

用冷壓法製成的油品能夠保留珍貴的營養成分，礦物質、維生素、脂肪酸等等都不會被破壞掉。冷壓生產時，溫度不得超過攝氏六十度。製作藥草浸泡油時我們只應該選用高品質的植物油。

還有，請別使用合成油脂！只有極少量使用可例外。這類油脂會把皮膚深層的水分帶到並儲存在表層，結果是讓最底層皮膚漸漸乾涸。雖然一開始皮膚會有細緻柔嫩的感覺（因為最上層皮膚吸飽了水分），但久了卻會變得乾燥易裂，比之前更加敏感。

購買植物油時也請注意標籤上的說明。請盡可能使用**初榨**（virgin）、天然原味（nativ）的油，而且最好是無殘留物、並且是**有機控管栽種法**（kbA或是Demeter），這樣才能保證（但願是真的）從頭到尾都沒有接觸到農藥、殺蟲劑或重金屬。

請讀者也一定要注意自己正在用的基底油的保存期限，絕對不要使用混濁或有油耗味的植物油（月見草油是唯一的例外，它聞起來總是有一點點油耗味，但不是真的耗掉了。）

遺憾的是，由於基底油裡蘊含大量的不飽和脂肪酸，因此保存期相當有限。不飽和脂肪酸會與氧起反應，導致油品敗壞，這也意味著，基底油的不飽和脂肪酸含量越高，酸敗得越快。

即使距離標籤上的保存期限還有一段時間，請讀者要定時檢查基底油聞起來是否良好，還是開始變味了。植物油一旦開瓶，氧化過程就開始了。當然，這個過程的快慢主要取決於保存的方式。

我們不該在身上使用耗掉的植物油，因為體內有了活性氧便會產生自由基，損害我們人體健康。

藥草茶飲製劑及其他用法

很多人現在會問說：我該自己採集藥草還是到藥房購買？

這個問題很切合實際，因為在現今這個時代，部分的環境已經受到了嚴重的汙染。只有當您對於所需的植物非常了解，同時能夠找到一片無汙染的採集環境，才能自行採收藥草。如果不是這樣，或許可以去找居家附近的專業採藥人，以獲得想要的藥草（或是參加一次藥草遠足，從中獲得指引和解說）。否則我會建議您去可信賴的藥房購買藥草，藥房會確保藥草的品質盡量穩定。

附帶一提，有一些藥草書可供自行採集者參考，在書裡能找到非常好的圖片和關於採集地點和時間的指引。

居家小藥鋪裡的精油、植物油及純露的保存方法

務必將您的精油、植物油、純露一直存放在乾燥而且最好是陰暗的地方，因為光照會促進氧化及化學變化。

經驗證明，最好是用深色瓶子（棕色、藍色、紫色玻璃瓶）裝這些產品，不過不要放冰箱，而要放在「正常」的室溫之處，只是別高於攝氏二十五度！

乾燥後的藥材要盡可能以全株、防塵、遮光的方式保存，這時候最適合使用棕色小紙袋。

Section 5

談談植物內含物

所有植物都蘊含初級與次級代謝物，這些物質的組合與含量會隨著植物種類不同而有差異，這也能解釋為何不是每種藥草都能治百病。

每種植物是由不同的物質所組成，這些物質則賦予植物結構。結構的形成端賴碳水化合物、蛋白質、脂肪等軟物質，或是利用像木質素、纖維素等木質材料。此外，我們還能在細胞液裡找到一些其他的物質，例如礦物質、維生素、植物酸等等。

再來，每種植物還擁有一些獨特的物質，像是精油、生物鹼、醣苷、黏液等等。

不過，即使我們想依照內容物來將藥用植物分類，仍會不斷地看到，是植物整體幫助我們得到療癒，而不只是個別的有效成分。因為一棵植物所蘊含的全部化學組成分子，都會協助最重要的活性物質更容易、更迅速、更適切地進入我們人體，然後在那裡發揮它的療癒力。就是靠著大自然這套別具匠心的運作方式，植物才有了獨特的功效。有些植物內含物是水溶性的，會出現在純露或藥草茶飲裡；有些則是脂溶性的，因此會包含在精油與植物油裡。

所有的高等植物都會製造初級代謝物，這些物質能帶給人體維生所必需的能量。一方面，這些物質在賦予植物扎實的結構，對植物的外型、樣貌舉足輕重；另一方面，它們構成了一些細胞液裡頭的化合物，植物本身或人類都能從中獲取重要養分。

植物所製造的次級代謝物在體內的佔比比較少，主要是面對害蟲時能保護自身或趕跑它們，也能吸引自己偏好的昆蟲前來；次級代謝物扮演植物荷爾蒙的角色，植物色彩和香氣同樣由此而來。每種植物的次及代謝物組合都相當獨特。我們也不能小看這種物質對人體的保護作用：特別是它能讓我們免於自由基的傷害、能殺死病原體、更能保護、支援並強化我們的免疫系統。

不過次級代謝物不是我們的「營養素」。有些植物的全株上下都含有這些物質，而另一些植物則只在特定部位才有。因此使用時我們也要特別注意，該採用的是植物的哪個部位。

notes

植物初級代謝物主要三大類

\ 碳水化合物 /
\ 蛋白質 /
\ 脂肪 /

notes

最重要的植物次級代謝物有以下幾種：

\ 生物鹼 alkaloids/
\ 苦味物質 bitter substances/
\ 單寧酸 tannins/
\ 醣苷類化合物 glycoside（皂素 saponin、強心配醣體 Cardiac glycoside、黃酮與類黃酮化合物 flavone and flavonoid、花色素苷 anthocyanin）/
\ 矽酸 silica/
\ 黏液物質 mucilage/
\ 精油 essential oil/
\ 樹脂 resin/
\ 吡咯里西啶類生物鹼 pyrrolizidine alkaloids/
\ 氰苷 Cyanogenic Glycosides/
\ 芥子油糖苷 mustard oil glycosides/

本書所推薦使用的植物茶飲皆不含**生物鹼**，服用此類物質就算不會致命，也絕對有害。吡咯里西啶類生物鹼是生物鹼裡的一類。它雖然出現在一些我提及的植物裡，但適度使用這類植物並不會造成傷害。

含有**苦味物質**的藥草嚐起來真的苦苦的。基本上苦味物質可幫助處理脹氣、消化不良、便祕等情況，正如一句老諺語所言：「凡苦口者能健胃」。低劑量服用，苦味質還能支援免疫系統的運作。如果您覺得這類藥草茶太苦的話，當然可以幫飲品增甜。

富含**單寧酸**的藥草適合外用，單寧酸常常會蘊藏在藥草、果實或是樹皮裡，它能在我們皮膚表面形成一層像保護膜的東西，能增加皮膚抵抗病原和細菌的能力。這類藥劑也能抑制出汗過多的症狀。小時候，如果我們喉嚨痛或是剛拔完牙，嘴裡有傷口，便會含漱鼠尾草茶，因為裡頭富含單寧酸；不過我們不會把鼠尾草茶喝下去。

皂素是植物的皂性物質，正如一般生活中的肥皂，它能降低水的表面張力。除此之外，搖動它還能形成一層柔順的泡沫。當我們咳嗽嚴重或是患支氣管炎時，它能有效稀釋黏稠鼻涕或痰液，讓人更容易咳出來。

強心配醣體對製藥業很重要，許多作用在心臟肌肉的藥劑是由它提煉製造的。不過，我們不會用到它，因為它是有毒的！本書不會談到含有強心配醣體的植物，含有氰苷的也不會出現。

芥子油糖苷出現在十字花科植物裡，居家常備藥品裡多少都有它的身影，讀者還會在本書某些植物簡介裡再看到它。

植物色素有許多名稱，其中最重要的是**類黃酮化合物**（它是黃、橘、紅色素），具備殺菌、抑制發炎的功效。**黃酮與花色素苷**也屬於此類。

黏液物質對我們在感冒的時候也相當重要，遇水後它能夠強力膨脹，進而產生一種黏稠的流體。黏液物質不能夠消解黏液！恰恰相反，黏液物質能在咽喉或胃部發炎的黏膜上形成一層保護膜，讓咳嗽者的咽喉黏膜不會反覆乾燥，得以加速痊癒。

容易便祕的人請小心，過量攝取黏液物質可能會加重便祕情況。請勿長期飲用黏液製劑類的茶飲，否則小腸吸收營養的能力會大受阻礙。含有黏液物質的花草茶味道通常都特別好，只要想想藥蜀葵茶就知道了。

精油當然也是植物的次級代謝物，它以極少的量（最多3%左右）存在在植物體內，這點也會影響我們調配藥草製劑時劑量的拿捏。

在本書的配方專區裡，您會時不時看到**樹脂**的製劑。樹木會產生樹脂來把自己的傷口封住。一般而言，在小傷口或是皮膚龜裂的情況，非常適合運用樹脂來促進傷口痊癒。

Chapter 2

腰背膝蓋與關節不適

Section 1
救命啊，腰好痛！

Section 2
肩頸痠痛

Section 3
網球肘與腱鞘炎

Section 4
膝蓋與滑囊炎

Section 5
談談足痛風

Section 1

救命啊，腰好痛！

唉喲喲！腰好痛！您一定明白這份滋味：一個動作不留神，或是抬箱子的時候用錯力，然後就發生了！人幾乎要站不直了。下背好痛啊！可是，怎麼會這樣呢？

腰痛到底是怎麼一回事？

腰痛的正式名稱是「腰椎症候群」（Lumbalsyndrom），或稱為「坐骨症候群」（Ischiassyndrom），它是種突然間出現的疼痛，影響到腰部區域，既刺痛又有持續性，突然間每動一下都會痛一次。有許多腰部不適可歸因於腰椎區域的退化或功能性障礙，但腰痛的狀況通常是來得快，去的也快。

為什麼會腰痛？我們注意到，典型的腰部劇烈疼痛主要會出現在從彎腰的姿勢突然挺直身體的時候，這時背部肌肉拉得很緊。有人推測說，腰痛就是因為位於腰椎區域的坐骨神經被擠壓受傷。一場感冒也有可能引發這種情況；當然，跌倒摔倒也可能會產生腰痛。不過這種情況之所以會發生，大部分還是要歸咎背部肌群不夠穩定。對我來說，只有健身或是相對應的運動治療才能幫助我免於腰痛。不過要等疼痛消退了才能開始喔！

現在情況還是不太妙，腰痛緊緊纏著我，當巫婆逮到我了[1]：我能怎麼辦呢？

1 — 譯註：腰痛的德語是 Hexenschuss，意思是被巫婆射中，因此這裡才有巫婆的比喻。

腰痛舒緩油

聖約翰草浸泡油	50 ml
白千層或綠花白千層	5 滴
醒目薰衣草	3 滴
葡萄柚	5 滴

我的首選方法就是塗抹聖約翰草浸泡油，裡頭我還會加幾滴精油。要調製這款按摩油，可將上面精油倒入一個玻璃瓶內混合即可。聖約翰草浸泡油是一種運用植材泡製而成的油萃，我們也可以自製聖約翰草浸泡油（參見頁一七五），其他舒緩油的幾個變化版，頁一九六。

聖約翰草 Hypericum perforatum

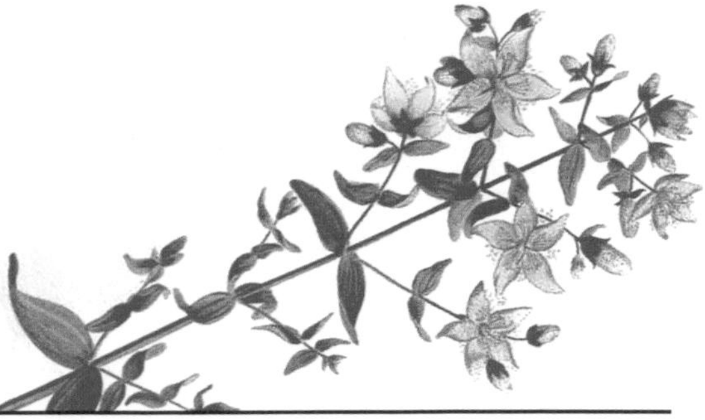

聖約翰草在地方土話裡還有另外幾個名字，比如「**穿透草**」和「**血藥草**」。它主要長在路旁或林邊，不過我們也能在牧場上或田埂上發現它的蹤影。聖約翰草的花期是六月到九月。這種藥草依不同生長地而高度介於二十五到一百公分之間，枝條分岔，開著金黃色的聚傘花序。

當我們不完全確定所找到的植物是不是聖約翰草的時候，有個快速確認的方法：將盛開花朵的一片花瓣揉碎，內含金絲桃素的花液會讓手指變紅。

「聖約翰草」這個名稱也指示了它的開花期，因為它通常從聖約翰慶日，也就是六月二十四號開始開花。夏至是個奇妙的時間，因此還有許多傳說故事也會牽扯環繞著聖約翰草而開展[2]。

2 —作者註：請參閱我的《植物密碼》，Freya 出版，二〇一八。

早在中世紀，人們就會利用開花的聖約翰草來協助對抗「精神錯亂」（或許也對付歇斯底里症），當時的人們真的覺得是魔鬼進到患者身心裡面去了。他們也會用聖約翰草製作浸泡油和酊劑，因此運用這款藥草的傳統已經相當悠久。

金絲桃素這種色素出現在橘黃色的花瓣以及枝條上的葉片裡，因為葉片含有油腺，在陽光底下看起來像是有穿孔（這也是學名中「perforatum」的由來[3]）。因著這紅色素，人們便用來象徵血液：這暈染開的紅色是基督所流出的血。或者說：這個植物在施洗者約翰被砍頭之後才有了這樣的紅色。

有許多傳奇故事圍繞著這種藥草。中世紀時被用來驅魔，因為長角的魔鬼曾經用針一直扎聖約翰草，以至於葉片都刺穿了好多洞，因此這種植物才會與魔鬼作對。不過這些洞其實不是真的洞，而是極小的油腺，裡頭藏著活性物質，就是這些物質讓聖約翰草這麼有用。由於最重要的內含物金絲桃素是紅色的，它的汁液便被稱作「耶穌基督之血」。

古典希臘羅馬時期的醫生們同樣也知曉聖約翰草，並用它來療傷。而帕拉賽爾斯更是滿懷興奮之情表示：「**全世界找不到更好的療傷藥了**。」

為什麼聖約翰草對於腰痛的效果這麼好呢？因為它能激勵血液循環，把重建和「提供營養」的過程深入傳遞到神經區。

聖約翰草浸泡油具有安撫鎮定和止痛的功效，同時也能發揮療傷的效

3｜譯註：意思是「穿孔的」。

果，因此身上若是有小傷口或伴隨著發紅的皮膚刺激感，使用聖約翰草浸泡油都非常棒。輕微燒燙傷時那功效真是驚人，風濕不適以及扭傷時也非常好用。我覺得，每個居家小藥鋪都應該要有聖約翰草浸泡油！

不過，若您要在日光浴前使用這款油，請稍微注意：萬一您是敏感肌膚，這樣可能會導致皮膚刺激！相較之下，日光浴後聖約翰草浸泡油能幫助泛紅的情況更快消退！

腰痛時塗抹山金車酊劑或旋果蚊子草酊劑也很有幫助。我們會在本書稍微後面一點談到山金車，它無疑是我們歐洲備受珍視的植物之一。在我們的腰痛配方油裡也有用到精油，下面我想要簡短說明一下：

白千層 Melaleuca cajeputi

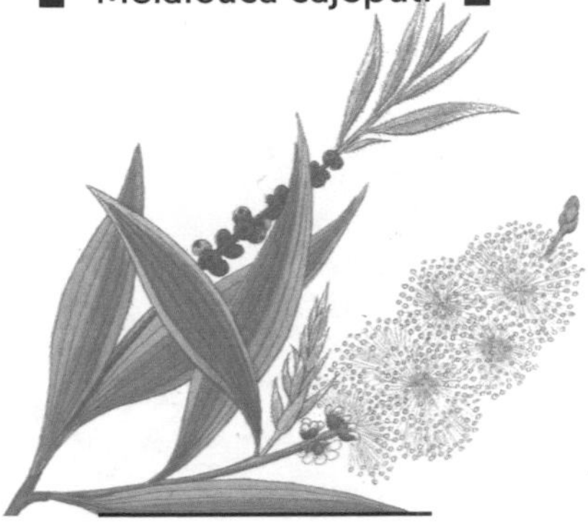

白千層樹生長在澳洲、印度和印尼，這種喬木屬於桃金孃科，白千層精油是用它的葉片及枝條尖端的部分生產而得，精油的氣味帶有新鮮氣息與涼爽感，會讓人稍微想到尤加利。

白千層精油的主要功效是止痛，感冒時也很常用到，因為它也帶有消解黏液的效果。**注意：白千層不是要幼兒可用的精油**[4]

4 —作者註：請參閱我的《奧地利奶奶給孩子的居家芳療小藥鋪》，Freya 出版，二〇一四。

綠花白千層
Melaleuca quinquenervia, Melaleuca viridiflora

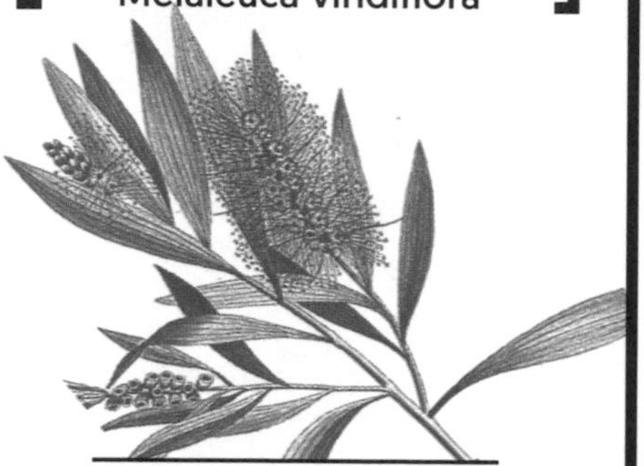

這款精油也是由桃金孃科的植物而來，就像白千層，綠花白千層也有止痛與對付感冒的功效。它帶著微微的藥味，不過在我們的配方裡不至於產生干擾，綠花白千層可作為白千層的替代品來使用。不過兩款都放進配方裡就沒太大意義了。

綠花白千層同樣源自澳洲。附帶一提，若有風濕不適以及患單純疱疹時也很適合用它來處理。

醒目薰衣草
Lavandula intermedia, Lavandula hybrida

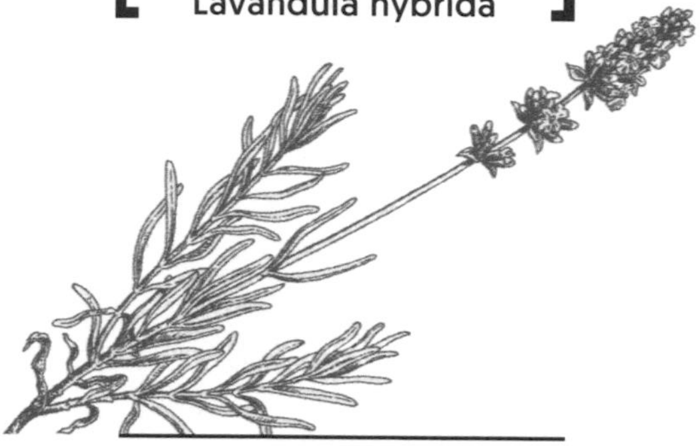

這款精油總是能發揮鼓舞和增進活力的效果，感冒的人很適合使用，想要讓頭腦「清晰」的人也可以用。醒目薰衣草的香味帶著類似樟腦的氣息，當我們想「順暢呼吸」時，用起來效果特別好。因為這款油也有強力促進血液循環的效果，我很喜歡把它加入任何與止痛相關的配方裡。

醒目薰衣草精油聞起來比真正薰衣草更為嗆鼻與清新，主要會影響我們的左腦（我們的「計算機」），因此能協助我們學習和記憶。

葡萄柚
Citrus paradisi

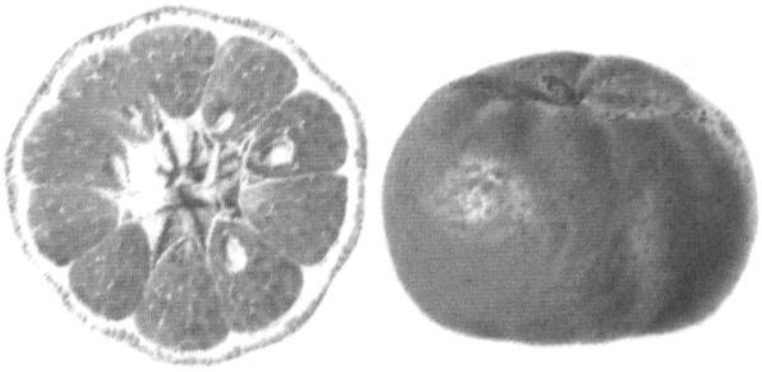

您可能會想說「那用葡萄柚的目的是什麼呢？」葡萄柚精油具有平衡與協調身心的效果，誰在身體不太舒服時不會需要來點歡愉的香氣呢？

旋果蚊子草
Filipendula ulmaria

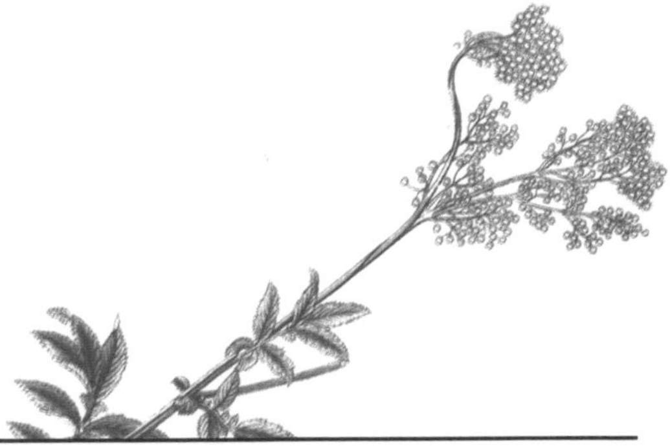

旋果蚊子草屬於薔薇科，在奧地利這邊會生長在潮濕土地上、斜坡上還有河岸邊。我很喜歡它那柔嫩白皙的花朵，長在一公尺高的花莖頂端輕輕隨風搖曳。整個夏天，從七月到九月，我們都能看到這種盛開著花朵的灌木。

旋果蚊子草有著相當獨特的氣味：有一點甜味，不過又帶著藥味。內含單寧酸、黏液物質，不過最主要的還是水楊酸。水楊酸有止痛的功效，但缺點不是每個人都對它有耐受性。因此使用時要注意！

這款藥用植物的用途相當多元：我們可用來調製頗具風味的茶飲，比方會用來製作流感茶飲還有「清血茶飲」。腿部腫脹時，可用足浴的方式帶來助益。

我也很喜歡蒸餾旋果蚊子草純露，用在美容化妝品裡，還可以為菜餚和飲品增添風味。[5]

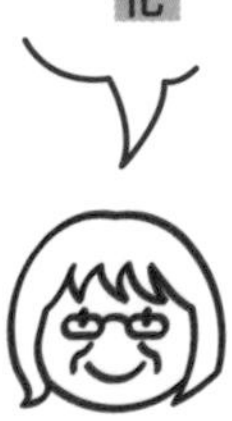

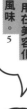

5 —作者註：請參閱 Siegrid Hirsch 與 Felix Grünberger 合著的《自家花園的香藥草》Freya 出版，以及我的《純露：植物水的溫和療癒力》，Freya 出版，二〇一二。

緩解疼痛酊劑

準備一只可封緊的廣口玻璃罐

↓

將花朵還沒完全展開的旋果蚊子草植株裝入罐裡至半滿

↓

注入濃度七十度以上的雙次蒸餾穀物烈酒

↓

將此酊劑浸泡物靜置在溫暖處大約四到六週

↓

過濾後裝入深色瓶裡

需要時可用幾滴酊劑塗擦患部。頭痛時也可以將五到十滴酊劑，溶入一小杯水裡服用，很快就能趕走頭痛。

Section 2

肩頸痠痛

在電腦前工作太久，而辦公椅的高度沒調好？還是搬了太重的東西？兩種情況都不是嗎？那也許是某個心理問題緊緊抓著你不放……

不管肩頸部位疼痛的原因是什麼，這種感覺鐵定不好！首先讓我在此宣布一下急救方法吧！保暖總是有幫助的，最好是用一顆靠起來舒服的丁可小麥殼枕頭或是櫻桃核枕，或用一條溫暖的圍巾也好。以及使用促進血液循環的按摩油，當然也能帶來些好處。

肩頸區域細緻按摩油

甜杏仁油	**30 ml**
荷荷芭油	**20 ml**
醒目薰衣草	**3 滴**
杜松漿果	**2 滴**
桉油醇迷迭香	**2 滴**
葡萄柚	**5 滴**

將精油與植物油在50ml的瓶子中混合，每日多次用此按摩油輕柔塗抹在患部。

注意：請勿在脊椎區施壓！

不過，如果頸部持續疼痛，那不妨去做個頸椎檢查，也有可能是椎間盤受損，特別是手指時不時容易發腫，還會開始麻癢的時候。

頸椎也有可能因著坐太久或是工作時一直轉向同一面而過度耗損。

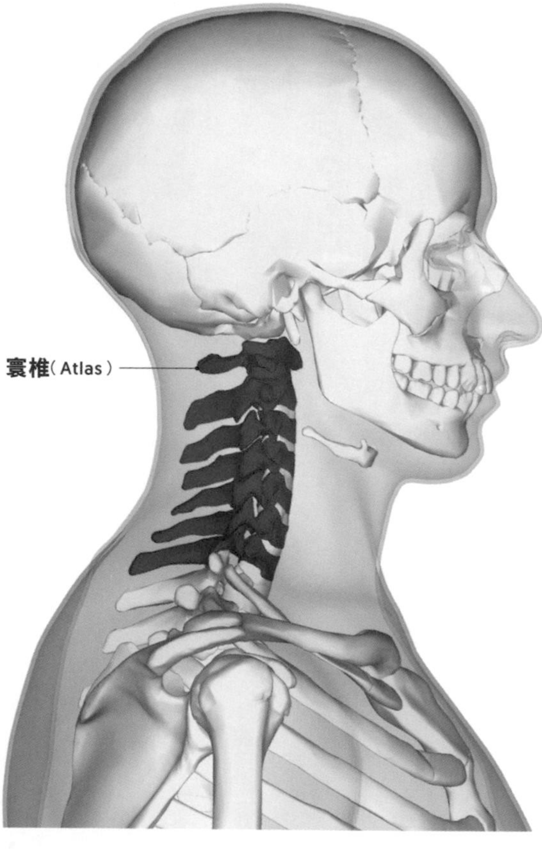

頸椎是由七塊脊椎骨所組成，最上方的那塊叫做「寰椎」（Atlas），承載著頭顱，這很容易聯想到希臘神話人物裡背著地球的阿特拉斯。寰椎讓我們可以向左向右轉頭，這是因為它坐落在第二節頸椎「樞椎」上，樞椎的齒突構造讓寰椎可以做到這樣的動作。

頸椎讓我們可以仰頭、低頭和轉頭，也能向側邊傾斜。不過，如果寰椎和樞椎之間的相對位置不完全正確，所謂的脊椎靜態姿勢就不對勁，大部分的情況都只差不到一公厘！那麼頸部肌肉就會緊繃起來，這就會影響到我們

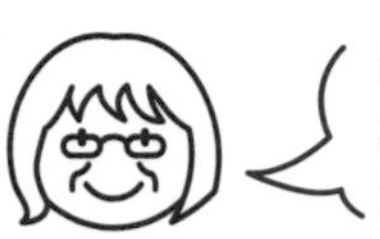

特路德（Trud、Thrud 或 Drud）最初是北歐神話裡的一位女神，是樹木、花朵與小草，還有所有自然物的女神。住在阿爾卑斯山區的人們，將特魯德與打獵和妖魔十二夜（Raunächten）連結在一起。特魯德會用她的超能力來幫助人或是煩擾人，她屬於夜精靈一族，會帶給人類惡夢。
婦女們特別會受到特魯德的影響。而我們可以用一種「特魯德刀」，在自己周圍劃出一個「魔法圈」來保護自己免受她的侵擾

的整體舒適感。

頸椎疼痛可能是由於姿勢不良，也可能由「揮鞭式創傷」這類突發性的撞擊或強力甩動所引發，還可能是透過日常正常使用的耗損而產生。

脊椎和脊椎之間有椎間盤，能發揮所謂的「減震器功能」。只有寰椎和樞椎之間沒有。若施加在頸部椎間盤的壓力過大，頸部區域的神經會承受很大的負擔，神經被壓迫而產生的疼痛感會延伸到肩頸部和手臂區域。

頸部急速向前又馬上過度向後伸展會導致肌肉過度拉伸，因而出現揮鞭式創傷，常常也會牽連到椎間盤。這種傷害大部分在交通意外中發生，不過滑雪或其他運動意外也可能導致這種創傷。如果遭受這類的意外，請務必先去看醫生！

脖子上的特路德讓肩頸痠痛嗎？

如果疼痛的部位不只是頸椎區域，而是整個肩頸區，那有可能是因為持續的壓力而來的，這類型的壓力特別會引發大面積的肌肉緊繃。內在緊張容易帶來這種肌肉緊繃，後者常常會因為攣縮的姿勢而產生。不健康的肌腱也可能是元兇，當然，基礎運動太少也是！

再來，我們也可以好好問一問自己的心靈：是什麼東西讓我覺得負擔如此沉重，以致被它「往下拉」？這種東西我們俗稱「心靈小包袱」，我奶奶總是這麼解釋肩頸痠痛：「特路德坐在我的脖子上」在奶奶的觀念裡，「特路德」是所有會讓人晚上無法入眠的東西，一些根本無法擺脫的問題，一直持續困擾著，以至於造成了實質的疼痛。

顯示出內在痛苦的寡婦丘[6]

我奶奶也知道「寡婦丘」這種東西，就是頸椎和胸椎交接的區域，也就是頸椎第七節。很多人的痛苦負累（主要是精神方面的）都會在這裡顯示出來，讓這個部位真的腫脹起來。

因此，當我們的肩頸區域感到疼痛時，這和心理的負累往往大有關係。這時只有真誠的分析討論這方面的問題，如果無法自行解決就尋求專業的協助，才能有所助益。與一位真正懂得聆聽的人談一談，就能帶來輕鬆和寬慰。

頸部包括頸椎，與喉輪有著緊密的關係。或許深入研究一下喉輪的色彩能對您有些幫助：歸給這個區域的顏色是一種美妙柔和的天藍色。

很久以前我就學會了把問題「書寫掉」，這種方法能讓我更輕易的解決它。這時候，寫日記能帶來非常大的幫助。不一定要用那種我們小學時代用的能上鎖的日記本，一本簡單的書寫簿或是週曆本也行！書寫可以讓人非常釋放，來試一下吧！

藥草房裡也有能幫助我們的東西：夜晚來一次放鬆的泡澡、或是敷一塊讓人舒適的敷料，不只能讓我們更容易入睡，也能減輕肩頸疼痛。

6 審定註：台灣俗稱富貴包。

我為自己做了一顆超棒的枕頭！因為在電腦前工作的關係，我也一直都有頸部緊繃的問題。那是用純羊毛和丁可小麥殼填充而成，可以完全按照我肩頸部的需求做調整。保證睡個恢復疲勞的好覺！

夜晚的乾燥花藥草浴

乾燥香蜂草葉……1尖湯匙
乾燥玫瑰花……1尖湯匙
薰衣草花……1尖湯匙

將材料裝入一個小棉袋裡，垂掛在浴缸溫暖的泡澡水裡，會散發出無比放鬆的香氣。請預留足夠的時間，好好享受這溫暖舒服的泡澡水，或許可以一邊聽著有情調的音樂。您會發現，之前在肩頸處出現的壓力反應有一部分很快就消退了。

泡完澡後再用我們的「肩頸區域細緻按摩油」按摩肩頸部，或是圍上一條柔軟的圍脖（Halstuch），然後直接上床睡個香香的覺。

溫熱的乾燥花藥草敷料

乾燥香蜂草葉……1尖湯匙
乾燥玫瑰花……1尖湯匙
薰衣草花……1尖湯匙

用上述的藥草浸泡在熱水裡十分鐘調製成茶湯

↓

將一塊小毛巾浸到藥草湯劑裡，好好擰乾後趁溫熱時敷在脖子上

↓

再用一條乾的羊毛巾覆蓋在上面，敷到熱度消退為止

↓

之後再塗上疼痛舒緩油，並用一塊暖和的布巾圍在脖子上

如果因為時間已經太晚或是時間就是不夠、或沒有浴缸而無法泡澡，這方法也能有幫助。

近日很多人喜歡由物理治療師施以**肌內效貼布**（Kinesiotapes），疼痛感會被「貼走」。現在已經有一些書籍談到這個療法，治療師也一定能告訴您這種貼布怎麼用。這裡所用的是一種透氣的貼布，以特定的方式貼在疼痛或負載大的部位，如此就能卸除肌肉、關節、韌帶和肌腱的負擔。

另外針灸也是一種疼痛處理的方式，更不限於肩頸問題。但是針灸須由中醫師來執行，才能下在準確的穴點，請勿自行嘗試下針！指壓或是穴道按摩或許也有幫助，整骨或是顱薦骨療法和其他類似的療法也是。**注意：不過我再次建議，針對這些請找您的治療師或醫師提供協助！**

甜杏仁油
Prunus dulcis

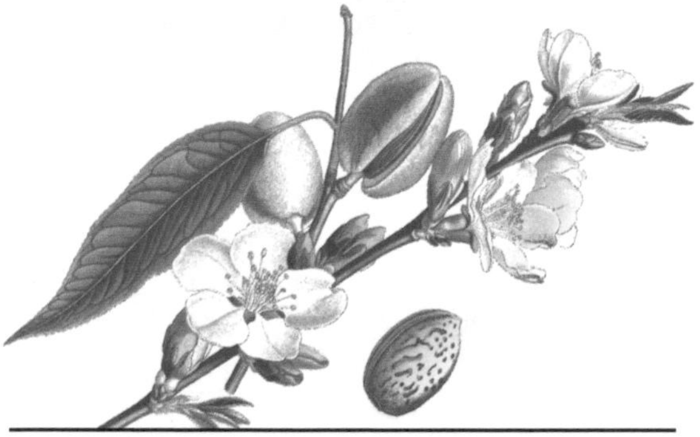

甜杏仁油由甜杏仁核冷壓而成，我很喜歡把它連同荷荷芭油調成給自己的按摩油的基底。這款令人舒暢的植物油是採用甜杏仁。

杏仁樹屬於薔薇科植物，原鄉位於中亞和西亞地區，春天時節如果您在土耳其內陸旅遊，就會一連好幾個小時行駛於遍地春花的絕妙風景裡。

甜杏仁油擁有高比例的油酸，能夠在皮膚上發揮正面的效果。除了油酸以外（單元不飽和脂肪酸），還含有許多維生素及礦物質，還有一種二元不飽和脂肪酸亞麻油酸。順便說一下，甜杏仁油也相當適合用來保養乾燥皮膚，連孩子也能用，更能協助預防妊娠紋的產生。請把甜杏仁油存放在陰涼處，但不要放冰箱！儲存方式正確的話可以保存大約一年。

荷荷芭油
Simmondsia chinensis

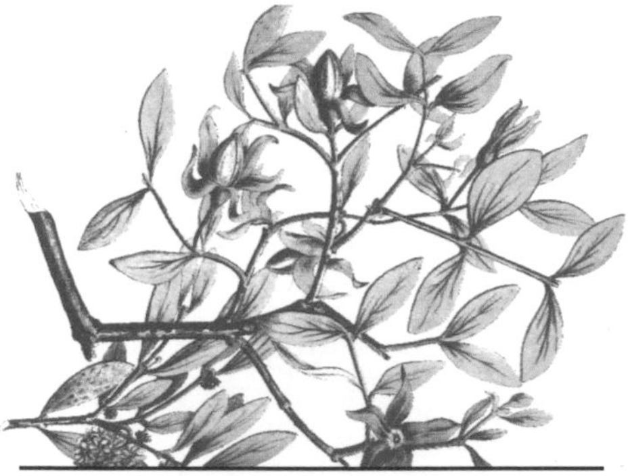

準確的說，荷荷芭油其實是一種液態蠟，因此這是一款保存期限特別長的油。當溫度低於攝氏七度時會凝固，但在正常室溫下很快又會回復到液態。

我們能在美國亞利桑那州和新墨西哥州的荒野裡找到這種植物，它的油是從堅果壓榨得來的。在那裡，早已被當地的原住民用作藥用植物了。

荷荷芭油適合所有皮膚類型，我喜歡把它跟甜杏仁油或夏威夷堅果油搭配使用。

根據我的經驗，它能存放非常久，至少四到五年沒問題。

迷迭香
Rosmarinus officinalis

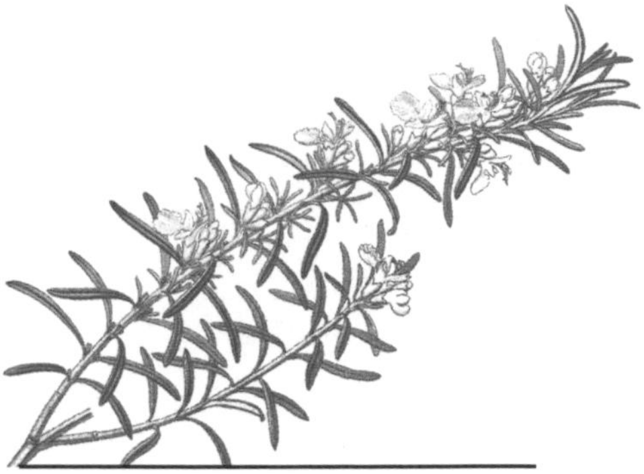

在廚房煮菜時我們常常會用到迷迭香。我的先生偏好自己下廚，他都會用迷迭香來搭配魚料理，也會用在焗烤馬鈴薯（Erdäpfelauflauf）裡。不過這樣做不是著眼於佳餚的品質會因著迷迭香變得更細緻，而主要是能為我們的健康帶來益處。

迷迭香有很多不同的化學類型，分別帶給我們不同種類的精油，不是每種迷迭香精油對每個人都合用。基本上，如果患有高血壓，那就應該要小心。不過還是可以使用迷迭香精油，只是應該要用低劑量，特別要是「對」的劑量。

在市面上買得到的迷迭香精油主要有：

樟腦迷迭香 Rosmarinus officinalis ct. camphor

不適合高血壓患者，因為含有太高比例的酮類及酚類分子，有可能讓血壓迅速向上攀升。

桉油醇迷迭香 Rosmarinus officinalis ct. 1.8-cineole

這種迷迭香含有特別多的氧化物1.8-桉油醇，我們會用來對付疼痛和感冒。高血壓患者也可以使用，不過**請多一分謹慎，濃度和頻率需斟酌（請參考三十六頁）**。

馬鞭草酮迷迭香 Rosmarinus officinalis ct. verbenone

這是最溫和的迷迭香類型，在芳療裡也叫做「兒童迷迭香」。這裡提到的三種迷迭香當中，這款的耐受性最佳。

香蜂草
Melissa officinalis

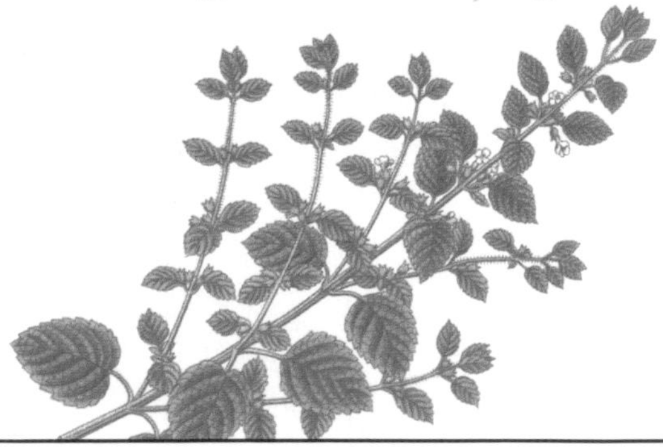

香蜂草也稱為檸檬香蜂草，源出東方世界，如今幾乎家家戶戶的花園裡都有它的身影。以不可思議的速度繁衍擴散，而且喜歡自己挑選想要生長的地方。

「Melissa」這個名字出自希臘文，意思是「蜜蜂」，而香蜂草也真的是一種蜜源植物。

可惜內含的精油不多，這也就是為什麼它的售價會特別高昂。商人還常常會用其他精油「摻混勾兌」，因此購買時請看清楚買到的是什麼。

香蜂草藥草對我們的健康也非常有價值，我喜歡把它做成茶飲、敷料的材料，或是放在枕頭裡（這個配方您可以在談論睡眠的章節裡找到），也喜歡在許多按摩配方裡加一點香蜂草精油。

香蜂草早在一四八五年出版的第一本印刷藥草書《健康園圃》（Hortus sanitatis）就被稱為婦女藥和心臟舒緩劑。這本書的德語名稱是《健康的花園》（Gart der Gesundheit）由一位美茵茲主教座堂教士伯恩哈·馮·布萊登巴赫（Bernhard von Breidenbach）所委託編製，由法蘭克福的城市醫生約翰·逢內克·馮·考伯（Johann Wonnecke von Kaub）執筆撰寫，而書中大部分的圖片則是由荷蘭烏特列治的艾爾哈·里烏維克（Erhard Reuwich）所繪製[7]。

7　作者註：http://daten.digitale-sammlungen.de/~db/0003/bsb00032745/image_167

真正薰衣草
Lavandula angustifolia

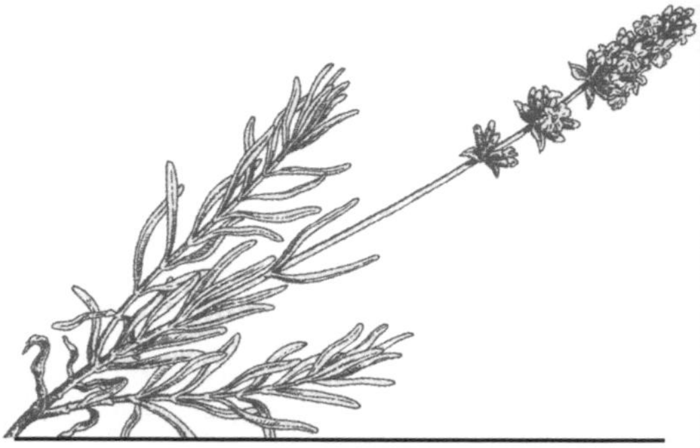

不管是精油還是藥草，真正薰衣草的香氣都能讓人平靜下來，安撫我們的感官與肌肉；它帶來放鬆的效果，幫助入睡，這點我們稍後還會談到。

真正薰衣草精油可以加入各種不同的按摩配方裡，劑量請調溫和一點，否則其他精油的香氣聞起來會很微弱。

至於真正薰衣草藥草，我們主要用來泡澡、製作茶飲或香草枕，而且我們還可以用來製作美妙的薰衣草浸泡油，我喜歡在夜晚時分用這款油萃產品來一場安撫身心的足部按摩。除此之外，真正薰衣草還可以做出一款舒服、香味不太濃烈的純露，這款純露就非常適合用來護膚[8]。

誰會不知道薰衣草的香氣呢？
很多人聞到這氣息就不自禁的
懷念起過往時光，那時薰衣草婦人
會邊販售薰衣草花束邊哼著叫賣小調：

薰衣草啊　薰衣草　薰衣草　是我摘
五十分錢　來一束　薰衣草啊　這裡買

五十分錢　買一束　薰衣草　是我摘
薰衣草啊　誰想買？

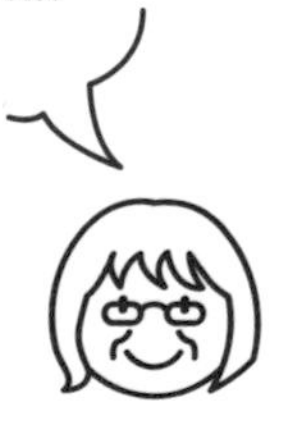

8 作者註：可以參考我的《純露：植物水的溫和療癒力》，Freya出版，二〇一二。

Section 3

網球肘與腱鞘炎

啊，運動！相信我，不是只有打網球的人才會得到「網球肘」！當然希望您也沒有被人用網球拍弄受傷。不過，這裡所謂的網球肘是一種會帶來疼痛的事情。

網球肘是什麼呢？

準確的說，網球肘是肌腱上受的傷。我們用來活動手腕及手指的那些肌肉，有部分會接在手肘外側的骨頭小突起上，若仔細觸摸就能完整地摸到這塊突起，而且網球肘患者可以感覺到，主要疼痛處就在這裡。醫學上也有個名稱叫做：肱骨外上髁炎（epicondylitis humeri radialis）。「Radialis」這個字已經指出，這個骨狀突起與旋轉運動有關係，也就是牽涉到橈骨。

肌肉的末端會形成肌腱，肌腱再連結到骨頭上，用這樣的方式我們才能產生運動。要是這些肌腱有了微小的撕裂傷，我們就會感到疼痛。過度使用手臂的肌腱和肌肉之後組織就會過勞，因而產生了初期的輕度炎症。如果我們還是完全不管，結果就會真的發炎。

這種發炎帶來的疼痛雖然有可能會自行消退，不過還是會以一定的強度存在，可能讓人一整年都有痛感。我們當然不願意看到這種情況。順便一提，四十歲以上的人特別會罹患網球肘，其中女性又比男性多。

這種傷害是怎麼造成的？

不是只有打網球的人才會罹患網球肘，這種傷害主要也會因著不斷重複同樣的動作而產生，所有我們需要用力抓緊和維持手肘彎曲的動作，都有可能是罹患網球肘的原因。網球肘的痛讓人很不舒服，而且還伴隨著抓握困難，因為此時腕關節大多感覺很虛弱。有趣的是，網球肘用X光看不出任何毛病。

我們要如何來對付它？

冷敷肘關節！不過溫度請不要太低，時間也別太久！（如果要用冰袋，就應該要全程隔著衣物，最多二十分鐘。）

保護好患臂。

要活動手臂。但是必須很小心，然後也要帶一點點張力（最好由醫師，物理治療師或按摩師示範一些相關的練習動作）。

用精油調成的配方也能幫助我們對付疼痛（請參見「**止痛篇**」，頁一九六）。

除此之外，您還可以用**藥草萃取液**浸泡手肘，這個方法是我的奶奶推薦的。順便一提，如果手肘打石膏，拆除石膏後，這個方法也能派上用場。

這時候最好使用**迷迭香藥草萃取液**，有減緩疼痛與促進血液循環的功效。

迷迭香藥草萃取液

將兩尖湯匙的
迷迭香藥草，
注入一公升熱水

浸泡
十到十五分鐘後
過濾

當水溫大約
攝氏三十五度時
將手肘浸泡其中，
能大大舒緩不適！

關節痛用蒲公英根烈酒

在秋天的時候挖出
蒲公英的根部，
刷洗乾淨後切成小塊

將這些根部小丁
放進一只大玻璃罐
至半滿，再注滿
透明烈酒

將這罐浸製酒
放置在擁有最多
日照的溫暖窗戶旁
大約六到八週，
時不時去搖晃它

「浸泡期」
之後將它過濾

每天可服用
一到三茶匙的
蒲公英根烈酒，
也可以調在一點水裡
（雖然我覺得這樣做
似乎會破壞西梅李酒
的味道）

這是從我曾祖母那裡傳下來一款蒲公英根烈酒（Löwenzahn-Schnaps），是一種浸製酒配方，在家族內是廣為流傳的秘方，據說對於關節疼痛特別有幫助。曾祖母在她的配方小冊裡推薦使用西梅李白蘭地（Zwetschkenbrand），我猜是因為奧地利當時這種酒最常見。

蒲公英
Taraxacum officinalis

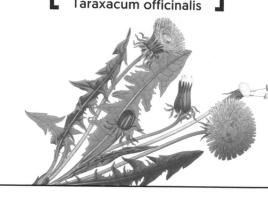

蒲公英是知名度最高的一種「野」草，幾乎每片草地上都有它的身影，雖然這往往卻不是地主所樂見的。每年春天，我都會因為第一批黃色頭狀花出現在我的花園而滿心喜悅。蒲公英大部分在三月底、四月初就會現身，開始會帶著柔軟美味的嫩葉，這很適合放到我們的春天藥草湯裡，或是做成沙拉。用來打成蔬果奶昔也很方便喔！特別是跟幼嫩紅蘿蔔加在一起，味道非常好。

蒲公英也是種古老的藥草，被賦予許多力量。甚至是魔法力量。以前主要是用作利尿劑，不過也會用來提振食慾，處理風濕和關節不適。患膽囊疾病時也可以使用蒲公英，大部分會採用茶飲的方式。

蒲公英的花和根部主要含有苦味物質（蒲公英苷是其中之一），胡蘿蔔素（是人體維生素A的前驅物質）、皂素、蛋白質、微量元素、鉀，特別還有倍半萜內酯以及其他許多植物內含物質。

腱鞘炎

在電腦前工作太久？還是腕關節因為其他原因過度勞損？醫學上稱腱鞘炎為「Tenovaginitis」，幾乎都是由於過量使用才出現。

這裡談的也跟肌腱有關係，肌腱在特別頻繁使用的部位會包覆著一層腱鞘，其功能是保護肌腱不與骨頭摩擦。腱鞘是由結締組織所組成，內部充滿了關節潤滑油，有了這個潤滑液，肌腱可以更輕易地來回滑動。這些的確是必要的配備，想想看當我們活動自己的手掌和手指的樣子。

不過，當我們的雙手過度操勞時，腱鞘就有可能會發炎，而腕關節就會痛，手部也會發疼。原則上，手上每個包覆著腱鞘的肌腱都有可能受到影響。

慢性的超量負載或是一次急性的強力負載，都有可能會導致腱鞘內側摩擦過於猛烈，因此產生輕微發炎或是磨損現象，也常常會在肌腱或腱鞘多處造成小損傷，腱鞘炎就這發生了。

當然，不是只有用電腦工作（以前是敲打打字機的按鍵）才會造成腱鞘炎，其實有許多可能的原因：頻繁運動如高爾夫、攀岩、網球、體操等等，彈奏樂器如特別有危險的是彈鋼琴、吉他和拉小提琴等等，這些活動對於手部都不是特別「健康」。

我自己就很常犯腱鞘炎，主要是用打字機打字。不過有趣的是，做園藝工作例如拔草時也會。所以致病的可能性很多。

我們怎麼看出一個人罹患腱鞘炎了呢？

一開始受到影響的腱鞘只會在特定的動作才會出現拉扯痛和刺痛；之後連休息狀態時患部也會疼痛，還可能變得腫脹、發熱、發紅。活動關節時可能還會出現嚓嚓作響的摩擦聲，聽在耳裡讓人不太放心。如果我們不注意，一次腱鞘炎就可能會變成慢性的，到時候才要處理就曠日廢時了。

涼爽敷布

請勿使用冰涼的敷布，這樣可能會有反效果。最好是用攝氏二十度左右，也就是「微溫」的水。製作這款冷敷布，可以在二十度的「溫水」裡先加五到六滴有涼爽效果的精油（例如胡椒薄荷），再將一條小毛巾或棉花墊浸在水裡。為了讓精油和水能混合，我們會運用一咖啡匙的鹽，先把精油滴入鹽裡，再溶入水中。

黏土（Heilerde）

從前當我在學校和後來在辦公室時，我都大量使用我那台老舊打字機，總是不停地敲敲打打，那時我滿常會得到腱鞘炎的。當時我的奶奶建議我用黏土敷布。

土有療效嗎？沒錯，當然有！因為我們使用的是特別的土。黏土是種非常古老的天然療方，在希波克拉底時代就已經在使用了。黏土有許多不同顏色，每種都擁有不同的內含物質。根據使用目的來選擇正確的黏土。

近來歐洲這邊最常使用的黏土就是黃土（Löss），是上次冰河時期在所謂洪積層裡的產物。當時的地表大面積地被覆蓋在厚厚的冰層底下，冰河那重量級大的冰層將所有處在下方的岩石壓碎，因而產生細砂，等覆蓋的冰層消融之後，再由侵蝕力進一步變得更細。

還有一種是所謂的沉積黏土，僅僅透過地表的風力而形成；另一些則是藉由長石或熔岩崩解而來的土。最後，在地層沉降活動中，這些崩解成塵土的岩石（不管來源為何）聚集在一起，再藉由後來堆積在上方的土層繼續施加壓力，這些塵土就成了黃土。

依據不同的崩解地點，黏土除了含有一大部分的石英之外，還有礦物質和微量元素。不過，不管這款黏土出自何方，其本身的特性對我們都非常有幫助，因為它的組成物是一些極細微的塵土顆粒，讓黏土能夠吸收許多液體；另一方面，同樣因為這些細微的顆粒，僅有少量水分能通過黏土。

外用時我們最好選用粗顆粒的黏土，內服時則應該使用細顆粒黏土。**注意：只有到藥局和高品質的自然療法用品店才能買到黏土**。

第二種具有療癒力的土是礦泥（Tonerde），主要被應用在美容方面。

再來，我們還是回到黏土與疼痛關節。不管是手肘關節，腕關節或膝蓋的議題。

黏土敷布

如果想準備一條黏土敷布，做法如下：

用一到兩湯匙的黏土混合一些水，直到形成濃稠糊狀物，塗在一塊亞麻布上（大約半公分厚），再將這塊敷布放在有需要的部位，敷布上方可以覆蓋一條法蘭絨巾或是小毛巾。這黏土糊膏會因為體溫而漸漸變得溫暖，這過程會讓皮膚表面血管收縮，因此提高了血液循環，而血循提高又能產生抗發炎和減緩疼痛的效果。

關節痛舒緩油

聖約翰草浸泡油……30 ml
白千層……5 滴
冬青……2 滴
葡萄柚……5 滴

將以上材料放進棕色或藍色的玻璃瓶裡混合。視需要每日多次塗抹於疼痛的關節。

我們已經認識白千層和葡萄柚了，不過冬青這個名稱的背後是什麼東西呢？

冬青
Gaultheria procumbens

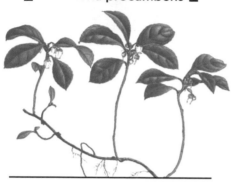

這裡我們討論一款高效能、具止痛功效的精油。冬青屬於所謂的杜鵑花科植物，是一種長青的地被植物。秋冬時節，其矮小灌木上會點綴著發亮的紅色漿果。

這款精油的香氣相當偏藥味，在芳香療法裡，我們會添加在很多抗風濕不適和肌肉疼痛的配方中，作為止痛成分。

不過，請小心：對水楊酸（阿斯匹靈也屬於此類）過敏、或氣喘患者，都不建議使用冬青精油。孕婦和嬰幼兒都是此款精油的禁忌對象！請務必遵循劑量建議！稍微過量的冬青配方，可能會引發強烈皮膚刺激。

Section 4

膝蓋與滑囊炎

「阿嬤，我的球在床底下，我撈不出來。」好吧，當三歲小孫子的小手臂搆不到床鋪底下的中間，身為勇敢的奶奶要怎麼辦呢？我們會跪下、在床底下奮力拉長身子，以熟練的動作把滾進去的球撈出來……然後發現，啊……我們好像突然忘記右邊膝蓋已經不像以前那麼穩健了。

滑囊炎

患滑囊炎的人，身體呈跪姿時就會馬上注意到膝蓋在痛。好在我們已經知道這種情況該做些什麼了，對吧？

滑囊炎是什麼？

全身各處只要是承受著高度機械壓力負載的部位，都會有滑囊。這些充滿液體的小小囊袋，主要功能就是降低骨頭、肌肉、肌腱和皮膚之間的壓力和摩擦。

有肌腱的地方，滑囊會出現在肌腱和骨頭之間；有些部位的皮膚會直接覆蓋在骨頭上，在兩者之間也會有滑囊。另外還有一種韌帶滑囊，會墊在韌帶與骨頭之間。

膝關節部位最重要的地方就是內側副韌帶，此處是我們目前最常有症狀的部分，不過膝蓋還有其他滑囊。在肩膀、髖部、手部的腱鞘、指關節、手肘、以及腳踝與阿基里斯腱之間等等也有滑囊。

到底膝蓋痛是因為滑囊炎還是半月板出了問題，是十字韌帶還是內外側副韌帶的毛病，這個只有您的醫生能告訴您。原則上，膝蓋疼痛一定要找醫生或治療師檢查。

不過，我們還是有機會運用藥草和精油為膝蓋施行急救措施。畢竟大部分這種情況發生都發生在周末或假期。

我自己膝蓋的滑囊炎，是由於運動造成的壓力和負載過大而來的。目前這毛病還是潛伏著，不過每當它露出復發跡象時，我已知道自己可以做些什麼了。

常備型疼痛急救油

聖約翰草浸泡油	**20 ml**
杜松漿果	**4 滴**
真正薰衣草	**1 滴**
葡萄柚	**3 滴**

當膝蓋喀喀作響時，我會用這款配方塗抹膝蓋，一天兩到三次，對於疼痛都能發揮很好的安撫鎮定效果。我們的急救藥櫃裡應該要常備著這款配方油，畢竟不知道何時會用到！其他類型的疼痛突然造訪時，也能派上用場。

或著您也可以試試自製的芥末敷膏，是我曾祖母的配方，家族內已經使用了很久了。做法相當簡單：

膝蓋發炎芥末敷膏

芥末粉……100公克
亞麻籽……50公克

將上述材料混合後，注入大約攝氏四十五度的熱水或藥草茶湯，注入時持續攪拌，攪拌到形成一種濃稠可塗抹的糊狀物即可。

將混合成糊狀的敷膏抹在一塊舊的亞麻巾上，摺疊包覆成一個小包，放在疼痛患部上。

安全起見，請事先濕潤膝蓋（或是肩膀、腰椎），讓敷膏短暫作用最多十分鐘即可。＊請注意：當開始有燒灼感時，請立即移除敷包。

用溫水洗淨皮膚。擦乾後，塗抹聖約翰草浸泡油。不妨休息一下！

芥末粉可以用黃芥末顆粒自製，直接用研缽研成細碎或是直接磨細。（一台老舊咖啡研磨器就超好用了）

高麗菜敷布也是一種可行的替代方案。是我奶奶口中「較為溫和」的變化版。

高麗菜溫和敷布

將三大片生的高麗菜葉從菜梗上剝下來，好好洗淨並切除葉片中間的粗脈。

如果菜葉中間還有大的葉脈，可用擀麵棍稍微壓碎。

在一個長柄鍋中將水煮滾，把洗淨的菜葉裝在料理濾網裡用蒸氣蒸熱9。

將溫熱的菜葉放在疼痛的患部，上面蓋一塊布，之後用繃帶整個固定好。讓菜葉貼在患部幾個小時，然後用溫水沖洗乾淨。用完的高麗菜葉請丟到堆肥桶！最後再塗上聖約翰草浸泡油。

敷完之後如果疼痛減輕了，或者已經看完醫生了，那我們還可以運用康復力藥草香膏作為額外照護措施。製作配方在頁一七六（要是不想自製的話，藥局裡也可買到這款香膏）。

9－審訂註：並非將菜葉放入滾水中。

杜松漿果
Juniperus communis

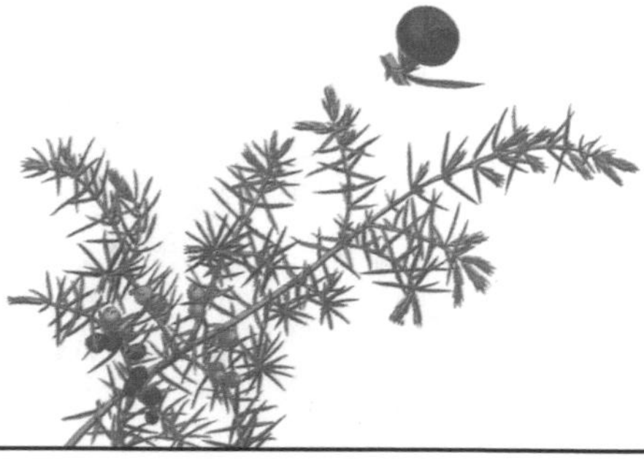

10一譯註：Virgil（B.C. 70-19），古羅馬最偉大的詩人之一，代表作是史詩《埃涅阿斯紀》。

杜松是常綠灌木，能夠長到十公尺高，屬於柏科植物。它的針狀葉會刺人，有阻擋效果。杜松開花之後會結出小小的毬果，也就是杜松漿果。這些漿果在第一年是綠色的，還不能利用，要等到第二年才會成熟，轉成藍黑色。杜松的漿果早在古代就是眾所皆知的防腐劑，還有利尿、殺菌的效果，是許多膀胱茶飲的組成成分。

其精油主要能帶來促進血液循環的效果，抗痙攣和暖身功效也特別出名。新鮮的氣息能激勵身體，感冒時也很好用。

以前的人們用杜松來處理所有的問題。維吉爾10已在他的史詩裡寫道：「牲畜的槽廄都用杜松漿果來煙燻」。另外，「Juniperus」的意思是「女神Juno的漿果」。

把杜松灰燼以膏泥的方式使用，是對抗關節痛風及風濕疼痛非常有效的方法。底下這句話就是引述自十八世紀的作品：「煉金術士說，一根正在燃燒的杜松木木炭，若以自身的灰燼蓋起來，就能持續發紅發熱幾個月」（遺憾的是，到現在我還沒試過，不知道這是不是真的）。

還有一句箴言在以前的很多藥草書上都能找著：「如果你們吃杜松和洋茴香，就不會那麼快就走向死亡」。

康復力
Symphytum officinale

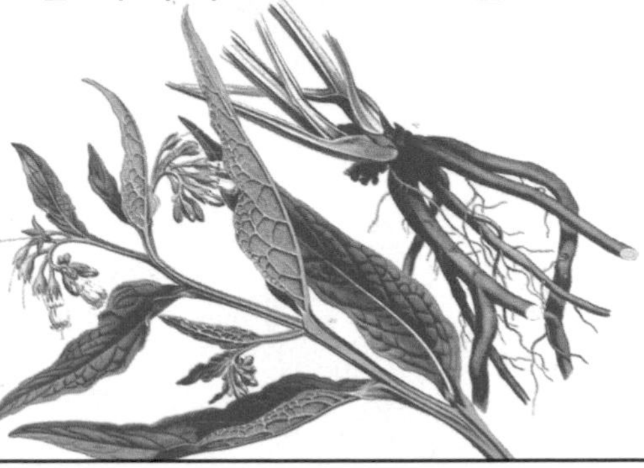

康復力主要使用的部位是根部，以前的民俗療法也會使用地上藥草的部分。許多十六、十七世紀的古老藥草書都把它列為最重要的療方之一。

康復力會開藍紫色或是黃黃的花，屬於紫草科植物。根部內含的單寧酸和黏液物質，特別是矽酸和尿囊素，對於細胞重建有非常好的效果，因此在古時候人們主要都是把康復力用來處理骨折或瘀傷。「**Symphytum**」這個字源出於希臘文「**symphyein**」，意思是「癒合、緊密結合」。

附帶一提，康復力含有相當高比例的尿囊素，而這個物質對於韌帶與肌肉（也就是膝蓋部位）的強化正好很重要。

即使在現代，針對韌帶或肌肉虛弱的情況，**康復力香膏**還是能帶來極佳的幫助，而且我很喜歡用這款自製的香膏來處理血腫、腫脹和瘀青等狀況。黏液物質擁有冷卻與安撫鎮定的效果；單寧酸能輔助所有鈍傷的療癒過程，風濕不適時也可以使用。

這種植物內含的吡咯里西啶類生物鹼是有毒性的，儘管只有極微量，但在全株各部位都有，因此原則上康復力是禁止內服的。

我偏好在秋天、花期已過而植株開始枯萎的時候採集康復力的根，它的根深深鑽入地下，而我只取其中一塊，好讓植物能在來年重新發芽。在配方專區頁一九六，可以找到自製康復力香膏的方式。

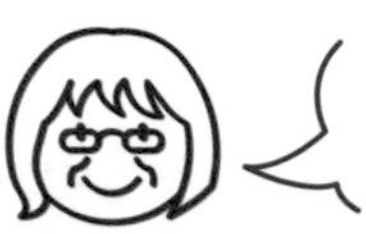

一個附帶小提醒：
使用居家藥鋪的療方需要時間！

遇到小疾患的時候，
請給身體和心靈自我療癒的機會，
但不要每五分鐘就改試另一種方法！

請多份耐心對待自己！

膝蓋會痛就是身體發出的警訊，這並非每次都是滑囊炎造成的，像我自己就不是。膝蓋痛也有可能肇因於韌帶扭傷、半月板斷裂或壓傷、或是髕骨處瘀青，還有可能是軟骨受損。另外，讓膝蓋承受不該有的負載也可能會引起疼痛。正如我在這章開頭所寫的：膝蓋問題都需要檢查診斷！

不論如何，避免會引發疼痛的動作是很合理的做法。不要忽視膝蓋痛的問題！這裡我還有一個可以預防發炎的快速方法：

消腫止痛奶酪渣敷布

奶酪渣……3湯匙
真正薰衣草精油……6滴

將上述材料混合，然後以大約一個手指的厚度敷在患部

在上頭覆蓋一條亞麻布，讓奶酪渣保持在患部上

直到敷料變溫時，取下敷布

仔細洗淨、擦乾皮膚，再塗上聖約翰草浸泡油

這款敷布可以一天實行多次，不會有什麼問題。奶酪渣裡含有乳酸，能鑽入並激勵身體組織，也有助血液循環；濕潤和涼爽的奶酪渣能夠降低組織溫度，有很好的消腫功效，還能止痛。

奶酪渣敷布不只能協助處理膝蓋問題，我們也能用它來減緩喉嚨痛和避免血腫。這款敷布已經陪伴了我許多年，帶來許多成功的經驗。

不久前我被問到，如果說才動過髖部或膝蓋手術，是否也能執行這種自助式的療法呢？原則上是可以的，只要幫您開刀的醫生覺得這方法沒什麼問題就好。關於這個主題，您能在配方專區「止痛篇」的部分找到幾個相當有幫助的照護配方，在頁一九六。

Section 5

談談足痛風

「不過，胖仔——『唉呦，我的腳！』——今天又犯足痛風了！（Der Dicke aber — 'Autsch! Mein Bein!' — hat wieder heut das Zipperlein!）」畫家威罕・布什在一篇他完成於一八六七年的作品〈滿懷忌妒的工匠〉[11]，用了這樣的話，看起來犯足痛風是一種相當痛的事。這個字在出自十五世紀格林兄弟編纂的字典裡也能找到，書中寫道：「作為一個描述碎步而行者的戲謔字，也表示某種神情，這個字即由此神情而來」。他們也說，這是一個用來描述優雅紈褲子弟那種忸怩作態的步伐的典型用詞[12]。實際上「Zipperlein」是一個古高地德語字，後來融入日常生活用語裡。那麼現在這個字到底是什麼意思呢？

痛風

現在我們用Zipperlein這個字來表示老年人走路時的小碎步，也用來指稱彎曲的腳趾。這種小碎步伐（正如彎曲的大腳趾）往往就是**痛風**典型的樣貌。

到最後，「Zipperlein」主要用來指稱某種特別的痛風如「Arthritis urica」，稱為足痛風[13]。患足痛風時，大腳趾第一指節關節會嚴重發炎，走動一下就會痛，這也是為什麼會出現典型的小碎步。

處在極大壓力下的人特別容易反覆出現這種痛風，不過也可能是血液循環低下或是攝取過多酒精的關係。伴隨著這種發炎現象的不只是強烈疼痛感而已，也會有腫脹、關節發熱，發紅和怕人觸碰的情形。

11 一 譯註：〈Der neidische Handwerksbursch〉是一篇十二幅的諷刺圖文畫，餐廳裡，一位瘦骨如柴的工匠眼巴巴的看著隔壁肥胖的先生大吃大喝，離開時瘦子走路，胖子駕車，但最後瘦子安詳的睡在戶外草堆中，胖子卻在豪華房內愁苦的面對他的足痛風。原文請看：https://www.projekt-gutenberg.org/wbusch/handwerk/handwerk.html

12 一 作者註：這也暗示上層階級的那種生活型態，放縱口腹之慾，暴飲暴食，由此對比貧困的民眾。

13 一 作者註：也稱作 Podagra。

痛風並非僅僅影響年紀大的人而已！在二十五歲到四十五歲之間常常得到足痛風。許多案例裡，患痛風是跟某種遺傳疾病有關，身體製造太多的尿酸，而排出的速度又不夠快，再來尿酸結晶就會慢慢堆積，主要會積在大腳趾的第一關節，一般來說就會開始啟動發炎過程。真不公平啊！

類似的尿酸堆積也會出現在手指關節處。我有一位個案的耳朵軟骨有尿酸堆積，還有一些人也抱怨說他們的韌帶和肌腱都受到尿酸影響了。

那麼，是什麼引發足痛風發作？能避免嗎？

可以，我們能避免它發作，只要試著不要吃得既豐盛又同時喝太多高濃度的酒就好。錯誤的飲食方式往往會增加痛風發作的機會。此外，有一些專家說喝太多咖啡某種程度上跟犯痛風也有關係。這種發作一次可能會維持兩到三天，所幸接下來會有幾週的喘息時間。

犯足痛風時，能自己做些什麼？

首先應該做的是：喝很多的水！不過請不要喝碳酸水，這可能會讓不舒服的情況更加惡化。水分能幫助身體再次擺脫尿酸結晶。

再來，對付腳拇趾第一關節疼痛：**康復力香膏**，**山金車香膏**，或是替代方案的**乳香香膏**。附帶一提，這時候高麗菜溫和敷布也能派上用場。還有，也別忘了：

西洋芹菜（Sellerie）汁

準備一顆芹菜塊莖，刨成細絲，之後隔著一塊布將芹菜糊壓出汁來。

芹菜汁具有非常好的利尿效果，不只對痛風有幫助，對於風濕不適、坐骨痛、關節問題、偏酸體質、還有膀胱、腎臟疾患都有助益。也可以將芹菜當作超美味的藥品，做成沙拉；替代作法是將芹菜放進烤箱焗烤或是煮成芹菜泥，就像馬鈴薯泥那樣。這裡有個可口的食譜：

焗烤芹菜

1. 一顆芹菜塊莖，切成手指厚度的片狀。
2. 將芹菜片放進平底鍋油煎，依個人口味用鹽和胡椒調味，並滴一些檸檬汁在上面。
3. 兩顆去皮番茄（我那位超愛料理的先生，會選用罐頭裝的義大利番茄）切小塊，分散放在芹菜片上。
4. 蓋上薄片高達起司，放進預熱過的烤箱裡。
5. 連同吐司麵包一起上桌享用。

用這道簡單的素食料理，馬上就拉了自己身體健康一把（男士們多少也處理了不舉問題）。

山金車酊劑和山金車香膏

山金車（Arnica montana）也能對於風濕不適和犯痛風的關節帶來助

益。這時候最好用山金車香膏或酊劑塗擦患部。

我還清晰地記得，大約四十年前，我喜歡到一片有著山金車花海的大草坪散步，就位在下奧地利邦和施泰爾馬克邦的霍赫維克瑟（Hochwechsel）地區，地處阿爾卑斯山的支脈。

時至今日，我也很喜歡和我先生去那裡的高山草原上散步，不過現在我們必須很仔細找才會發現山金車的身影。那裡的山金車幾乎快滅絕了，這不是草場上活動的牛隻造成的，因為牠們的胃無法消化山金車，所以會避開。這是我們人類在此地過度開發所致。

幸運的是，如今山金車是受保護的植物，我們只能摘採一點點。不過很遺憾有很多人不遵守規則。去年夏天，我和Kurt很開心又在克恩頓邦的貝恩塔（Bärental）看到開滿山金車的高山草原。我們真希望未來幾年仍能保持這樣！

現在讓我們回到山金車香膏和山金車酊劑。

山金車酊劑

要做這款酊劑您需要山金車的舌狀花和浸泡用穀物烈酒（Ansatzkorn）。在一只旋蓋式玻璃罐裡放入花瓣直到大約三分之一滿，再倒入雙次蒸餾的七十度穀物烈酒。將這款酊劑避開日光直曬，放置在溫暖處五到六週，之後便可過濾使用。需要時可服用幾滴酊劑來止痛。我們也可以將這款酊劑拌入香膏裡。

底下是我的山金車香膏的基礎配方：

山金車香膏

山金車花瓣……1把
甜杏仁油或橄欖油……250 ml
蜂蠟……5公克

將花瓣和植物油一起倒入鍋具慢慢加熱。不要加蓋！

加熱的溫度不可超過攝氏六十度，把整鍋油萃物在爐子上保持溫熱約兩小時

之後整鍋靜置大約二十四小時，同時用一塊擦碗布蓋住鍋子，以免髒東西掉進去

到了隔天再稍微加溫再過濾

將蜂蠟融化後，和這鍋油拌在一起，變成軟軟的香膏，再分裝進罐子裡

注意：應該到可信賴的藥房購買山金車花，事先備著。

Chapter 3

腸胃、睡眠與荷爾蒙

Section 1
腸胃消化問題

Section 2
二十四年半的健康好眠

Section 3
不再有起床氣

Section 4
關於女性荷爾蒙

Section 1

腸胃消化問題

既然我們已經談到營養了，這與足痛風的確大有關係。那麼現在我們想來探討另一個相關主題：腸胃。關於人體的消化我們可以寫整整一本書，可惜這裡沒有足夠的篇幅，因此我們簡短談談。

我們的消化器官從口腔開始：舌頭、牙齒以及上顎。進一步會通過食道進入胃部，再從胃進入小腸和大腸。但消化若少了附屬腺體和器官的協助便無法運作。這些包含唾液腺、肝臟、膽囊、和胰臟。另外，肺部也參與其中，因為若沒有氧氣供給，整個系統同樣無法運作。再來還有腎臟以及下一站膀胱也很重要，因為它們能藉著尿液把尿酸排出。

附帶說一下，我們的舌頭負責味覺，透過舌頭我們能接受到五種味覺：酸、鹹、苦、甜和鮮。鮮味這項我最近才第一次得知，意思是「肉味」。

胃臟內部有黏膜組織，表面包覆一層黏膜層，可保護胃部不會受到胃酸和胃蛋白酶的傷害。我們攝取的食物會在胃裡，經化學作用而分解得更細碎。胃液具有極高的酸性：pH值落在一點三到二點一之間。

小腸的長度介於四到五公尺之間，同樣覆蓋一層黏膜。藉著收縮和波浪運動將內容物完全混合並往前推進。真正的消化在這個階段才發生。

胰臟藉著中和胃酸來輔助小腸，同時也負責製造荷爾蒙。例如胰島素，這對於血糖濃度很重要。

大腸是消化過程的下一站，大腸「只有」一點五到一點八公尺長。有一段會向外延伸，即盲腸，而闌尾就接在這個位置。大腸內部也是披著一層黏膜，主要的功能是再次吸收隨著消化液進到大腸裡的水分及鹽分。那些未被消化的飲食殘渣會先在大腸裡變成半固狀，之後再排出體外。我們需要健康的腸道菌叢，整個過程才能順暢運作。

肝臟是人體最大也最重要的腺體。肝臟能製造膽汁（膽汁不是由膽囊製造的！），並且對我們的新陳代謝發揮決定性的影響。

肝臟能儲存微量元素、蛋白質、維生素，將它們轉化為肝醣，此外還有一連串其他的任務。還有一點也很重要，它負責將外來物質分解，並轉化成無毒物質。肝臟也會活化和製造一些荷爾蒙。

膽囊輔助肝臟，將膽汁變濃稠。身體需要的時候，它會將膽汁藉由膽管分泌到小腸。膽囊對於人體的脂肪消化有著非常重要的角色！

關於我們的消化系統，可談的很多，不過如同我開頭提過的，若談論下去將會大大超出本書的架構！

腹瀉

這情況您肯定發生過。當「肚子在哭泣」（我奶奶的用語）時該怎麼辦呢？

會發生腹瀉可能有很多不同的原因。當一個人每天必須跑廁所至少三次，排便量提高了，而且糞便的液體含量變高了，我們就說他腹瀉了。

腹瀉可能是由感染而引發的，也有可能是食物中毒、吃太多水果（通常是櫻桃或是西梅李），還有一種可能性是藥物。焦慮常常會引發腹瀉，吃了陌生國度的不尋常食物也是一樣，它可能帶著一些我們身體不認識的病原或細菌。

腹瀉持續超過兩天，或是頻繁出現，都須要找醫生或治療師做診斷釐清！特別是當您注意到糞便裡有血，就應該趕快去看醫生了！孩子如果發生這種情形，特別甚至還有腹部痙攣現象時，要**立刻**就醫！

腹瀉可能導致身體脫水，因此攝取充足液體是很重要的事，這種時候蔬菜湯永遠都是我的首選，那是用紅蘿蔔、西洋芹熬煮而成，再用一些香草和鹽來調味。請別用現成的粉狀湯包，而是選用新鮮蔬菜。

脫水時補充用蔬菜湯

將紅蘿蔔和西洋芹削皮、切小丁

連同大約等量的水放入攪拌機裡打成泥

將蔬菜泥倒入長柄小鍋內，再加一些水

慢慢熬煮直到大約半數液體都蒸發了

用鹽和一點葡萄糖調味

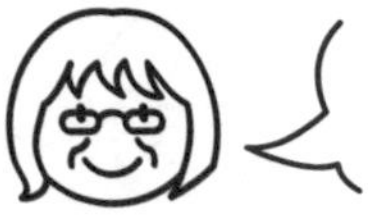

啊，對了，巧克力經常也有用···

補充營養水果泥

將一顆蘋果
連皮磨成細碎

↓

與一條壓碎的香蕉
拌在一起

這對腹瀉也有幫助，而且不只是小朋友才會喜歡這味道喔！

舒緩腹瀉藥草茶

黑莓葉／覆盆莓葉／香蜂草／玫瑰果藥草……2茶匙
熱水……200 ml

要從腹瀉症恢復過來，單寧酸含量高的藥草所沖泡的茶飲效果通常很好。基本調配方式是，兩茶匙腹瀉很有幫助的配方藥草，以兩百毫升熱水沖泡，浸泡十分鐘，小口啜飲。

黏土

我們也可以喝黏土，不過嘗起來有點獨特，但在腹瀉時真的很有幫助：一茶匙黏土混合一杯兩百毫升的水（不得已時可用無氣泡礦泉水），充分攪拌後以均勻的速度喝下。

如果您不想單單喝清水的話，可以用一片檸檬（當然是有機的！）、胡椒薄荷葉、香蜂草葉、或新鮮水果調味一下．．．

便祕 Obstipation

人會便祕跟腸道蠕動緩慢有關。此現象甚至有可能突然就出現，或最糟的情況是變成慢性的。當您便祕時還伴隨疼痛感、腹部腫脹、或是發燒、嘔吐，那麼請立刻去看醫生，而不要自己嘗試解決便祕問題！如果在糞便裡看到血，也請盡快去找醫生。

不過，大部分的人發生便祕情況是因為壓力、缺乏運動、錯誤飲食和／或水分補充不足。頻繁的便祕可能和荷爾蒙也有關係。

通常壓力還是主要的原因，因為人們會「沒時間」去上廁所。因著憋便，糞便必須在腸道裡停留更久而變得更硬，也因此更難被排出。

怎麼樣才算是便祕呢？

當一週上大號的次數少於三次；當大便很硬又結成一塊一塊的；也就是說當每次排便都得「千辛萬苦」才能完成時，就是便祕了。

通便劑通常無法帶來真正的幫助，改變飲食所能帶來的效果大得多了！全穀類製品、水果、蔬菜、優格、西洋李乾等等都能發揮很大的助益。多喝水也能協助排便順暢。遺憾的，戒避過多甜食也能幫助排便。我知道，這非常、非常難！

用我鍾愛的這款按摩配方油來一回輕柔、不帶重壓的腹部按摩吧！以順時針方向進行，以雙腿抬高的姿勢，這能幫助腸子稍微放鬆並化解痙攣，由此也能讓排便更輕鬆。

輕鬆排便腹部按摩油

- 甜杏仁油……20 ml
- 甜茴香……2 滴
- 玫瑰天竺葵……1 滴
- 真正薰衣草……1 滴
- 紅桔……2 滴

將幾滴按摩油分散滴在腹部，然後順時針輕柔按摩。

腸道蠕動緩慢

會讓我們感到折磨的不只是便祕而已，往往腸道蠕動太慢就夠讓人痛苦了。用下面這款按摩油來一回輕柔的腹部按摩，這能稍微消退您的不適感。

促進腸道蠕動按摩油

- 甜杏仁油……50 ml
- 甜茴香……5 滴
- 洋茴香……3 滴
- 藏茴香……2 滴
- 真正薰衣草……3 滴

胃痛

如果胃部疼痛不是起因於**胃炎**（胃黏膜發炎），而且沒有其他嚴重疾病在背後作祟，那我們就可以自己著手處理。

胃痛出現的時機大部分是當我們吃得太過豐盛之後、或是某個壓力處境所造成、或是在國外住宿的時候，這時有幾個不錯的妙方可用，我在此不藏私地告訴您。

「我的胃好撐」或是「我簡直是把所有東西狼吞虎嚥進肚」，這些典型的句子就是我們覺得身體負載太大時會說的話。胃部不適背後的理由很多，也可能是焦慮、壓力甚或是悲傷造成的。如果胃痛只是暫時性的，那麼做一些放鬆練習大多就能夠幫助我們化解疼痛。

錯誤的飲食習慣也常常是胃痛背後的原因：吃東西太匆忙，站著吃，或根本就是有一搭沒一搭的吃，喝太多酒、咖啡、或是菜餚過於豐盛油膩，所有這些都會讓胃部不適。

試試看，每次都在平靜與放鬆的氛圍中用餐，這一定會有幫助！一條鋪的美美的桌布很快就能搞定！即使在辦公室通常也沒那麼難……不過，選擇在辦公桌上用餐基本上就不太好。當您得獨自用餐時：還是請您懷著慶祝的心！一張餐巾紙、一條桌巾、一株小花，這樣這一餐就能帶來更多喜樂，特別是當料理擺盤也棒的時候。

照顧胃的藥草茶飲

有多種植物可供您製作照顧胃部的茶飲。

日本鬼燈檠茶

我父親一直都深信著日本鬼燈檠茶飲的威力。這款茶苦苦的，但是迅速有效，特別是吃壞肚子的時候。以一杯滾水沖泡一茶匙乾燥的日本鬼燈檠藥草，浸泡十到十五分鐘，然後過濾。大約在用餐前三十分鐘飲用。**請注意：患胃潰瘍或十二指腸潰瘍時不該服用此款茶飲！**

洋甘菊茶

有一款變化版的茶飲是洋甘菊茶[1]，這茶我們每個人小時候想必都有喝過。洋甘菊對於胃部黏膜能發揮相當好的放鬆及抗發炎功效。請用一茶匙洋甘菊藥草就好，配上四分之一公升滾水，浸泡五到十分鐘後過濾，小口啜飲。這款茶同樣是在兩餐之間服用。

香蜂草茶

當胃痛是出於心理因素，這款茶特別能發揮助益。泡製方式和洋甘菊茶相同。

胡椒薄荷茶

這款茶飲對於胃部有消解痙攣的效果，當胃痛伴隨著噁心感時，這款茶

1—譯註：藥草學裡談的大多是德國洋甘菊。

特別能派上用場。其實單單胡椒薄荷的氣味就能夠平撫躁動的胃了。

薑茶

薑茶同樣對於心因性的胃部不適很有幫助。您需要一塊薑，去皮後在水裡小火煮十分鐘。這款茶喝起來會有點辣。飯後喝可以預防胃部疼痛，並協助消化的進行。飯前喝則能提振食慾。

護胃茶飲

我奶奶有一款護胃茶飲，幫助我渡過許多次的緊張型胃部不適：混合洋甘菊、胡椒薄荷、香蜂草和蛇麻草毬果各一份，取一尖茶匙的配方藥草，注入四分之一公升的熱水，浸泡五分鐘後過濾，小口啜飲。

這款茶飲嘗起來氣味清新，卻有安撫鎮定的效果。當感到壓力大或是神經緊張時，這真是一款完美的配方！譬如說，每位母親時不時就會變成這樣，不是嗎？

還有什麼幫得上忙？

通常給予溫暖就能協助對付輕微的胃部不適，而這方面我們的**溫熱藥草小枕**，或是櫻桃核枕、雜穀小枕就很有用。用「**腹部按摩油**」（請參考頁〇七二）輕柔的塗抹肚子也有幫助，隨後再濕熱敷，就能發揮輔助的效果。

亞麻籽敷墊（Auflage）

放一個亞麻籽敷墊吧！準備一些壓碎的亞麻籽，裝進一個小袋子裡，封好後放進熱水裡，加熱大約十到十五分鐘後，放在腹部的胃部區域上面。敷墊的溫熱效果很好，也能透過這股溫暖減輕疼痛感。

睡覺前服用**一茶匙蜂蜜**能安撫胃部黏膜，幫助黏膜再生。

日本鬼燈檠
Tausendgüldenkraut
Erythraea centaurium

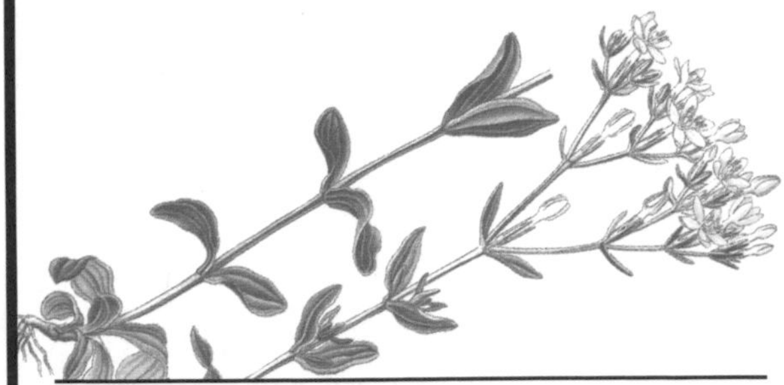

正如一句古老諺語所說的：「凡苦口者能健胃」，日本鬼燈檠早在幾百年前就被醫生當作藥方，用來對付一切從內部「惹惱」我們的東西。這種藥草會有這樣的味道是因為含苦味物質，在內服時能越過口腔黏膜直接激勵胃液分泌，進而幫助消化。

根據克奈普神父[2]的說法，胃痛及胃灼熱的時候我們應該使用日本鬼燈檠，因為這些病症的原因往往是一些「未被消化」的怒火。

拉丁學名中的「centaurium」據說是來自希臘神話裡的半人半馬（Centaur）凱戎（Chiron），傳說中他以鬼燈檠照護了難以治癒的傷口。另一方面，也有人從這個字推測說這應該和拉丁文裡一百（centum）和金色（aurum）這些字有關連。基本上這說法也沒有不合理，但這樣一來鬼燈檠應該要稱作「百幣草[3]」才對。這款藥

2 — 譯註：Sebastian Kneipp(1821~1897)，德國巴伐利亞人，天主教神父，現代自然療法先驅，克奈普神父最為人所知的是他推動水療，人稱克奈普療法（Kneippism）。本書中提到的冷熱交替淋浴法即出自他的構想。

3 — 譯註：日本鬼燈檠的德文名稱可以拆解成「一千」、「錢幣」、「藥草」三個字，因此作者才會討論到「百幣草」和下一段裡各種有趣的名稱。

草的確不只為人帶來健康，應該也為口袋帶來很多錢。

不過，自中世紀以來，它一直就叫做**「千幣草」**。亞爾薩斯地區稱它做「三千幣草」，斯拜爾地區（Speyer）的人管它叫「一百千幣草」，而德國北部的人說它是「百萬千草」。其實，要喊更高也沒有人禁止啦……

這種兩年生的日本鬼燈檠屬於龍膽科家族，在歐洲廣泛分布，偏好生長在有陽光照射的草坪或是林間空地上。鬼燈檠是受到嚴格保護的植物，因此如果要用來泡茶，我們應該到藥局去購買。這種藥草內含相當豐富的苦味物質，人們也利用這個特點來製作助消化的藥草烈酒（Magenbitter）。苦味物質如紅白金花內酯（Erythrocentaurin）還有類黃酮化合物、精油和香豆素都含藏在花朵的部位。日本鬼燈檠的花期是七月到九月。

德國洋甘菊 Matricaria recutita

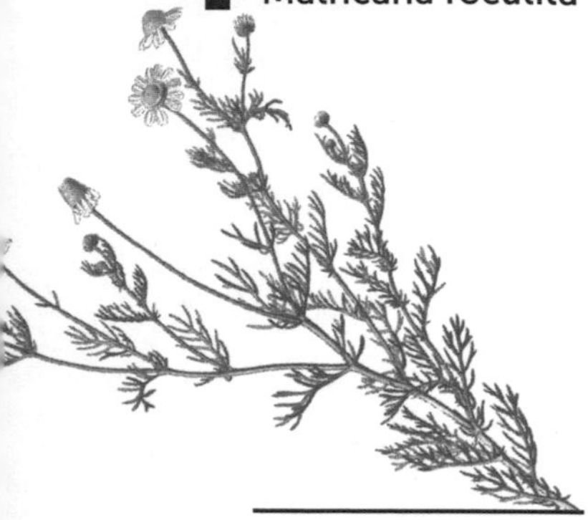

德國洋甘菊大概是民俗療法中最常用到的藥用植物之一。是人們腸胃不適的時候特別愛用的好幫手，遇到皮膚疾病時，用洋甘菊煎劑作成的沖洗劑也相當有幫助。芳香療法也常常會用到它的精油。

由於德國洋甘菊屬於菊花科植物，有些人可能會因此產生過敏反應，所以使用時請小心！

薑
Zingiber officinale

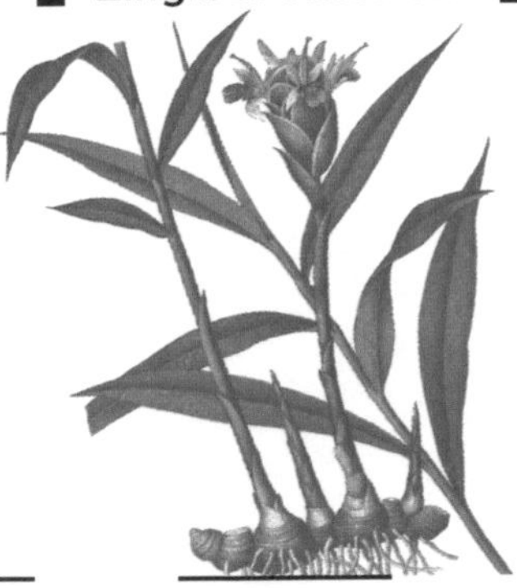

這種辛香料已經被人類當作藥用植物使用超過三千年了，據說薑的來源地是中國。我們使用的部位是它的塊根。薑內含的辣素能激勵胃液分泌，藉此達到幫助消化的功效。

胡椒薄荷
Mentha piperita

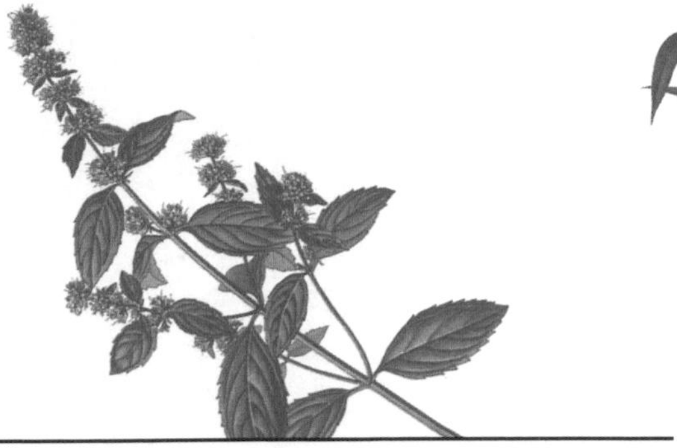

胡椒薄荷屬於唇形花科，幾乎每個地區都能生長。人們曾在西元前一千兩百年的古埃及墳墓裡發現過它。事實也證明，胡椒薄荷在歐洲的民俗療法中也佔有很重要的位置，今天依然如此。

每個人旅行時攜帶的精油小藥包裡都不可缺少胡椒薄荷精油，因為頭暈噁心時能發揮奇蹟般的效果：只要滴一滴在紙巾上嗅聞，這樣就能安撫鎮定翻騰不適的胃部。另外，胡椒薄荷還可以當下就化解頭痛。不過千萬不可碰到眼睛周圍，否則肯定會淚流不止！。還有，這款精油絕對不適合用在嬰幼兒和老人身上，千萬不可以用純劑滴在他們的皮膚上。孕婦也一樣不適合使用。

注意：請切勿拿胡椒薄荷精油來泡澡！它會帶來極端強勁的冷卻效果，可能會導致呼吸問題及各種不適、甚至虛脫！

在沐浴膠裡滴個兩三滴不會有什麼問題，因為很快就會沖洗掉了。胡椒薄荷純露能發揮冷卻效果，協助對付皮膚搔癢。也可用於薰香燈、用作體香噴霧，或是單純用來提振精神。

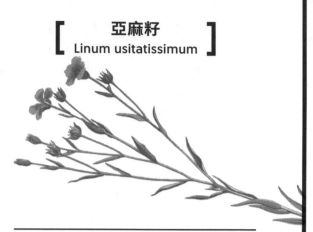

亞麻籽
Linum usitatissimum

人們早在幾百年前就已經在使用亞麻籽，並且是非常著名的膨脹藥劑。人們也會內服亞麻籽來處理消化問題，也會作為處理便祕的天然通便劑來使用。胃黏膜發炎時內服亞麻籽，其活性的黏液物質可以保護胃部黏膜。

亞麻籽內含大約百分之二十五的膳食纖維，而其中約有百分之十是難以消化的多醣體。亞麻籽之中有百分之三十到五十是由植物油組成（擁有多元不飽和脂肪酸，例如α－次亞麻油酸），同時還含有蛋白質及黏液物質。嘗起來有點類似堅果。

剛剛的討論中，我們把亞麻籽做成敷墊來使用，另外我也喜歡用來處理鼻竇炎，同樣也是做成熱敷墊。

還有什麼能提供協助？

放鬆腹部按摩油

甜杏仁油……1湯匙
洋茴香……3到4滴

若是緊張型腸胃不適，用這款按摩油來一場輕柔的腹部按摩也很有幫助，記得要順時針操作、不要施加壓力。

黑梅與覆盆莓
Rubus fructicosus 與 Rubus idaeus

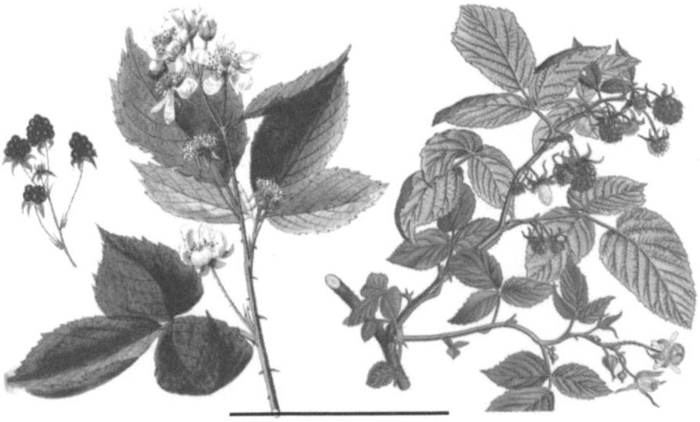

黑莓葉（Rubus fructicosus）和覆盆莓葉（Rubus idaeus）的內含物主要是單寧酸、類黃酮化合物和維生素C，同時也有黏液物質，這些成分在腸胃不適時都能提供很好的幫助，也能在感冒時用來保護黏膜。

玫瑰果
Rosa canina

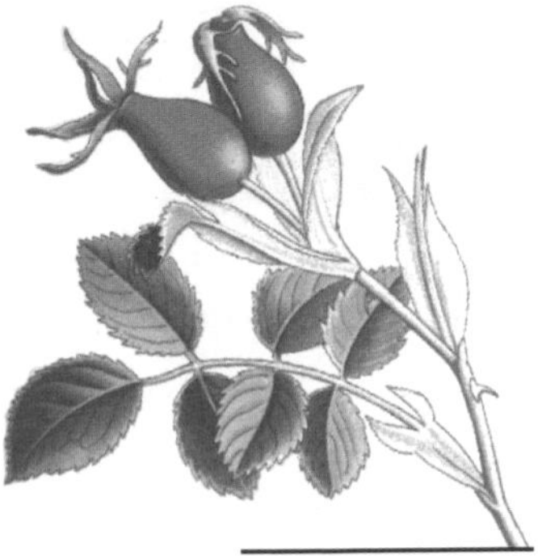

玫瑰果也含有豐富的維生素C、單寧酸、黏液物質、蛋白質和其他植物次級代謝物。作為茶飲配方的一部分，可以發揮利尿及降低血糖的效果。無論是得到感冒，或是得了腸胃疾病，與大部分的茶飲配方都很搭，而且味道也很不錯！

不過談到現在，疼痛不適也暫時談夠了！

下一章我想邀請您進入美麗夢鄉……

Section 2

二十四年半的健康好眠

我們的人生有一大部分都在床上睡覺度過。某位聰明的科學家發現，我們的人生平均會花二十四年半在床上睡覺。這真是佔了我們人生的好大一塊啊！從這點就知道讓睡覺的地方免於各種形式的干擾有多重要，因為睡眠對於我們的身體系統有著重大的意義。今天我特別想跟您分享一些小秘訣，幫助您有個得以恢復疲勞的好覺。

首先我們要簡短探討一下，什麼是才真正健康的睡眠。

健康的生活態度＋健康的環境＝健康睡眠

這個算式是什麼意思呢？

每兩個女人和每四個男人當中就有一人會抱怨自己難入眠、睡不熟，而這背後的原因大部分都是工作帶來的壓力，或是家庭、健康方面的問題。讓自己去感覺和留意一下，這些因素當中有沒有被哪項說中了？當然，有好幾項因素是無法改變的。

由壓力和不安情緒所引發的睡眠困擾，可以靠另類療法的助眠劑以及自然療法的療程來減緩消除。

夜晚時分都應避開那些會引發內心躁動和怒氣的活動。一直工作到上床睡覺前、或是集中精神進行討論活動，比方說和伴侶談一些問題，這些往往都會導致不自覺的內在緊繃，使入眠更加困難。

當我們夜裡躺在床上久不成眠，心裡也不平靜，那我們就該起身做點事，例如整理東西或是讀點什麼，這樣總比在床上輾轉反側來得好，吃點消夜或喝點飲料也可以。等到疲累的感覺來了，才再次上床睡覺。如果夜晚時分您還清醒地躺在床上，乾脆就這麼想：「多棒啊！我可以躺著，還不必起床呢」，然後享受這份放鬆的躺臥時光。

不過有件特別重要的事：我們的臥室和睡覺的地方要遠離干擾物的影響。關於「遠離干擾」這個概念，我想的不只是那些不可見的地下水流或是地場壓力，我們至少要同樣關心您臥室裡的物品所帶來的影響。

我們沒有什麼有效的屏蔽來對抗地場壓力帶來的負載（我知道這樣講我又再次刺傷那些發明去除地場干擾設備的人）。唯一有效而且經過考驗的方法就是，把那些干擾物品從臥室裡移出去，然後將床放置在一個色彩柔和、不會讓人感到負擔的地方。

我們還可以在睡覺區域放一些用天然材質做成的物品，如椰子纖維、羊毛、麻布、大麻、蠶絲等等，這時我們可以容許自己用一點奢侈的東西，畢竟天然纖維製成的產品都不太便宜。一張好的床墊、明亮顏色的床罩、盡可能用瑞士石松木頭做的床架，這些對於睡個健康、恢復身心的好覺非常重要。

電子產品都應該與床鋪離得遠遠的，電視、錄放影機、電腦等等，嚴格說來完全不該出現在臥室裡！請盡可能減少那些可能會帶來心理負擔的物品，例如銀行文件夾、記帳單據之類的，否則我們盯著這些東西，思緒最後都會繞著工作轉，這同樣也會妨礙我們從睡眠中得到恢復。

室內溫度、燈光協調度、噪音程度都能大大影響睡眠。臥室的擺設要盡可能舒適愜意，不要有那些會讓人想起職場或是帶來心理負擔的東西。如果睡覺的地方完全正常，而您還是深受睡眠困擾或入眠困難所苦，那要怎麼辦？

能睡個恢復疲勞的好覺，是我們人類的基本需求，這點的重要性常常被低估了。無法入眠不只是不舒服而已，更可能變成慢性疾病。如果一個整天承受許多壓力的人，到了晚上沒辦法「走下舞台」、「慢下來」，那他不該馬上就抓安眠藥來吃，而是該學一套放鬆技巧。睡眠不足會讓人更快衰老、可能會導致體重超重、引發高血壓、糖尿病。如果原因在於身體的日夜規律受到了干擾，那麼就能靠著入眠儀式和放鬆技巧來幫助我們來化解。**入眠儀式**的可能方式：主要可以用泡澡或是長時間淋浴讓自己卸下一日的負擔，也潔淨自己，這樣往往就能帶來輕鬆感。當然還有其他方式。

面對一整天下來的壓力，人們總不習慣去做任何的處理。這些壓力其實不該影響到您的睡眠，那些頻繁抱怨自己的壓力和心理疲憊的人，都不該將自己的問題帶到床鋪上，而應該藉由把問題寫進日記裡來擺脫它們。這個方法的效果相當神奇，這幾乎就像是我們把自己的問題與煩憂，交託給一位對我們充滿同情理解的人。這樣一來，一日的壓力就會漸漸消解，也無須在睡夢裡還苦思著白日的煩憂。

藉由一個入眠的儀式，我們會給大腦發送訊號說，它應該要慢慢調整到睡眠狀態了。這時候特別有幫助的做法是喝杯茶，還可以加點牛奶或蜂蜜，或是服用幾滴纈草也可以。

夜晚助眠茶

蛇麻草花……**1份**
香蜂草……**1份**
薰衣草花……**1份**

有一次媽媽告訴我說，曾祖母以前就常常沖泡這款藥草茶飲了。所幸曾祖母的配方集還保存到今天，裡頭也有收錄這款茶飲。將上述藥草混合後，每杯茶用一到兩尖湯匙切碎的配方藥草，注入一杯量的熱水，一定要浸泡到五分鐘才行，最後過濾。

在上床睡覺前半小時飲用這款茶，可以用一咖啡匙蜂蜜增甜。這些藥草能由內發揮安撫效果，香氣則由外讓人感到鎮定。

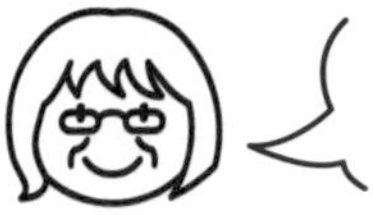

我的小撇步：如果在配方裡也放入一份玫瑰花，那麼茶飲的味道會特別棒

蛇麻草
Humulus lupulus

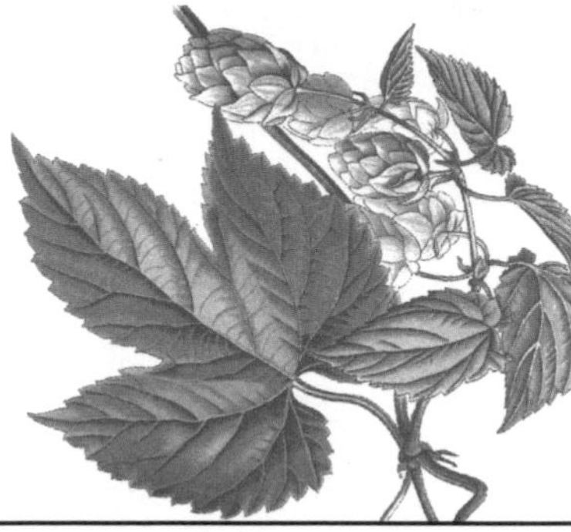

蛇麻草早在中世紀就已經用於醫療，過了一段時間之後人們才發現它能用來釀啤酒。蛇麻草蘊含多種珍貴物質，特別是苦味物質，能夠發揮放鬆還有助眠的效果。其內含的植物性雌激素對於更年期不適也很有幫助。同時也含有精油和單寧酸，後者對於腸、肝、膽和胰臟都能帶來正面的效果，能幫助脂肪消化，對於腎臟發炎或膀胱炎也有幫助。

我們使用的是蛇麻草的雌性毬果，因為比起雄性毬果多更多的植物內含物質，此外雌毬果也比較醒目。

傳統自然療法裡的藥劑今日常常被用作安眠藥的替代用品，例如纈草、聖約翰草、香蜂草和薰衣草等等。早在好幾百年前，人們就會用植物藥品來助眠：例如蛇麻草，在中世紀盛期[4]人們就發現了它的助眠功效。到了十八世紀末，人們會用蛇麻草枕的方式或是用蛇麻草搭配纈草根做成萃取液內服，作為天然助眠劑和鎮定劑。

4 — 譯註：大約在西元十一至十三世紀。

蛇麻草小故事

這裡我想談談一個愉快的事：

早秋的一天，當時我正在克恩頓邦沃夫斯堡地區醫院做短期復健療程，當我再度帶著北歐健走杖上路，要完成我的療程計畫。路途領我經過許多花園和草坪，有時也會走過茂盛青綠的矮樹叢。遠遠的，我就看到一個灌木叢旁邊有位老婦人站在那邊，不過我搞不懂她在那裡忙些什麼。

當我走近她時，正看到她想要把一個小袋子藏起來，不給我看到，不過袋子還是露了出來，因為裡頭已經裝得鼓鼓滿滿的。

我在婦人身旁待了一會兒，因為她跟我說：「女孩啊，妳不可以告訴別人我的事，知道嗎？」，結果我一臉懵懂的樣子好像把她逗樂了。「妳睡得好嗎？不好？真的？」我滿懷訝異，搖著頭。「那妳也要來摘點蛇麻草花，不過，噓！不要講出去喔，不然的話每個人都會來摘了！」「那我要怎麼用這蛇麻草花呢？」我問道。「把它們好好乾燥後，有兩種用法：一是妳可以用來煮茶，睡覺前喝；再來呢，也可以把花塞進枕頭裡。」講完這些，老婦人就轉身繼續靈巧的摘起花了。

這就讓我想起來，我曾祖母在她的筆記裡有提到說，睡不好的時候有一個東西很有幫助：好睡小枕。好睡小枕是用羊毛做的，裡面塞滿蛇麻草花、洋甘菊花、玫瑰花瓣、薰衣草和丁可小麥穀殼或是瑞士石松刨花，自製起來相當容易。套上一個漂亮的純棉枕頭套，擺哪間臥室都合適。將好睡枕放在您的枕頭旁邊、或是塞進您的大枕頭套裡，保證睡得超好！

睡前一回溫暖的沖澡或泡澡，往往能幫助我們睡眠休養。香氣四溢的泡澡鹽、柔美樂音。泡完後再配上一杯入眠茶，直接上床睡覺。

睡前安撫擴香配方

- **血橙或甜橙**……**4滴**
- **真正薰衣草**……**1滴**
- **穗甘松**……**1滴**

睡覺前在薰香燈上滴入配方，最多三滴。薰衣草對於我們的神經系統有安撫鎮定的功能，這點已經廣為流傳一段時間了。

那穗甘松精油有何能耐呢？穗甘松屬於纈草亞科家族，基本上也擁有類似纈草的特質。纈草亞科植物的根部都蘊藏珍貴的內含物質，因此穗甘松的精油也是由根部提煉而得。

那股香氣不是每個人都會喜歡，強烈的土味還帶一點木質調，對於自主神經系統和肌肉系統能發揮強大的放鬆和安撫鎮定的效果。配方裡放一小滴穗甘松就夠了，效果很好。

要是不喜歡真正薰衣草，那麼下面這個薰香配方對於幫助入眠也很不錯：

睡前溫柔擴香配方

小花茉莉……1滴
髯花杜鵑……1滴
大馬士革玫瑰……1滴
甜橙……5滴

每次最多也只取三滴滴入薰香燈內。

不過，薰香燈應該在就寢前吹熄或關機，這點不要忘記！

在昏暗柔和的燈光下讀點東西能額外幫助放鬆，眼皮會漸漸沉重下來。不過也不必選一本驚悚或恐怖小說，因為這種小說會讓注意力集中，反而讓入眠更加困難。

小花茉莉 Jasminum sambac

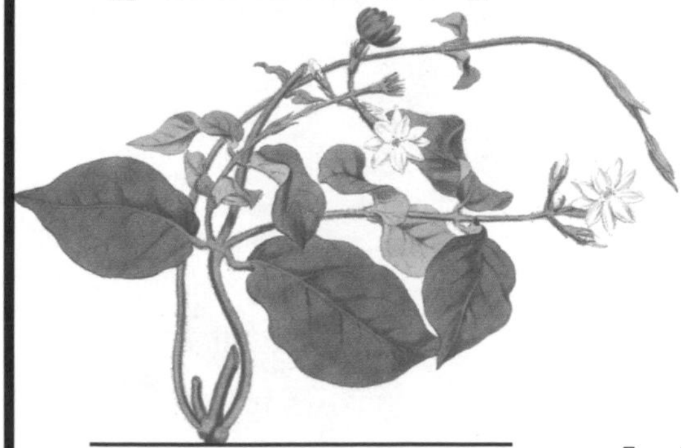

生產一公斤的茉莉原精需要用到一千公斤的花朵！因此真正的茉莉精油確實不便宜，是大自然送給我們的美妙芬芳禮物。大花茉莉主要生長在環地中海南邊的國度，而小花茉莉則是源出印度。十六世紀時首批茉莉植栽才從印度進入歐洲，在這裡迅速擄獲了香水師的心。

茉莉香氣帶來的放鬆效果簡直要用傳奇來形容，還有提振心情的特性、給聞到的人帶來一種信賴與樂觀的感受，而且也很常被視為催情劑。我們還會在本書其他部分與茉莉再次相遇。

髯花杜鵑 Rhododendron anthopogon

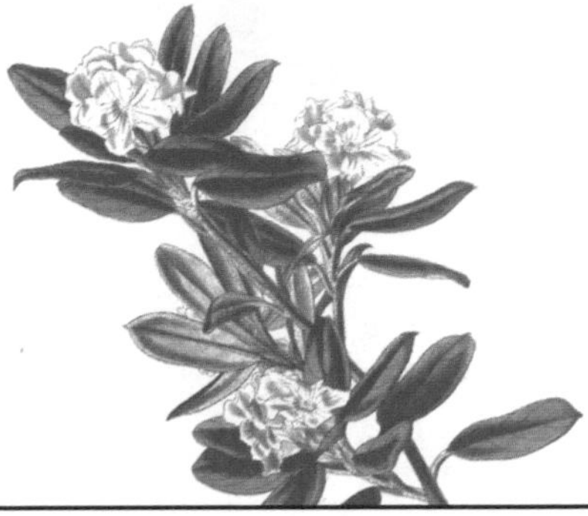

髯花杜鵑精油是從葉子萃取而來的。這種植物的原生地在喜馬拉雅地區，如今是受人喜愛的觀賞植物，在很多花園裡都能看到它的長青綠葉，我自己家裡也有種。如果我們仔細觀看花朵，就能認出杜鵑花科的親緣特性，例如我們歐洲本土的杜鵑花。

與這款精油最相關的主題是「給予力量」。芳香療法裡，常常會用來處理感冒，髯花杜鵑具有抗病毒和抗菌的效果，還能激勵免疫系統。也有一點止痛的功效，因此很適合放進針對肌肉痠痛和風濕不適的按摩油配方。

在心靈層面上髯花杜鵑同樣能給予我們力量。比方跟零陵香豆的香甜氣息搭配起來，能發揮特別的強化效果。

大馬士革玫瑰 Rosa damascena

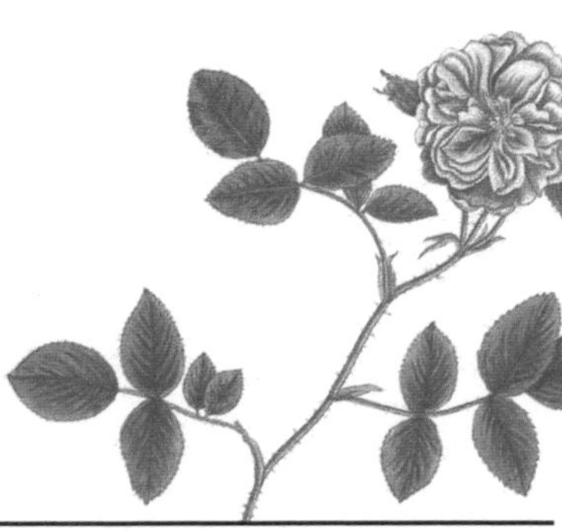

玫瑰的香氣具有和諧身心、鎮定安撫的功效，不過也掩藏不了那股激發感官情慾的能力。玫瑰精油、還有玫瑰純露都能讓人放鬆，幫助我們卸下壓力。

純的玫瑰精油會散發相當濃郁的香氣，我喜歡用一點荷荷芭油來稀釋，這樣一來氣味就不會過於逼人。

這個植物界的女王不只是傳統上象徵著對於愛慕對象的愛與崇拜，過去幾百年來玫瑰也是獻給神明的禮物。十世紀時，中歐地區的人們就已經會用玫瑰油和玫瑰水了，當時的人們就已經相當重視玫瑰所蘊藏的療癒力量[5]。

5 — 作者註：可以參考我的《純露：植物水的溫和療癒力》，Freya 出版，二〇一二，以及《奧地利奶奶給孩子的居家芳療小藥鋪》，Freya 出版，二〇一四。

檀香 Santalum album

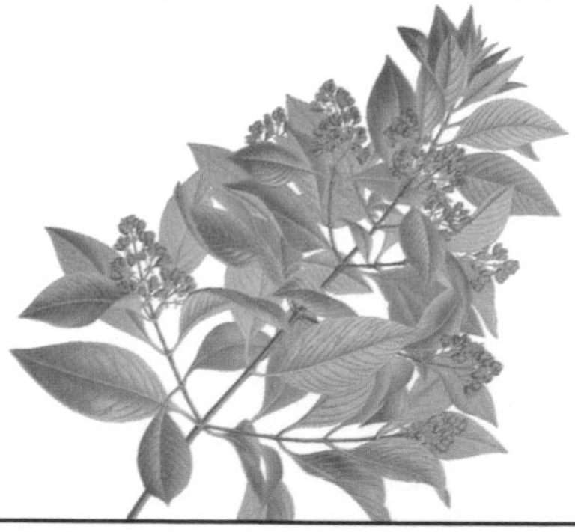

六〇、七〇年代間，檀香香氣伴我走過了我的「狂野」時期。那時候，不只每款香水都有檀香、隨時隨處都有人點著檀香氣味的線香，檀香小木盒也用作首飾盒，東西多到我算不清。這縷柔和的香氣，連同廣藿香的香氣，都讓整個世代為之癡迷！

遺憾的是，檀香精油變得越來越稀有，因為一棵檀香樹需要至少四十年才能在木材裡產出品質夠好、量夠多的檀香精油，這時才值得加工。

檀香精油很濃稠、很難滴出來。由於真的很寶貴，價格沒辦法便宜。檀香的功效柔和，相當親膚，可以對抗發炎，在心靈層面能發揮穩定與和諧的效果。

依蘭 Cananga odorata

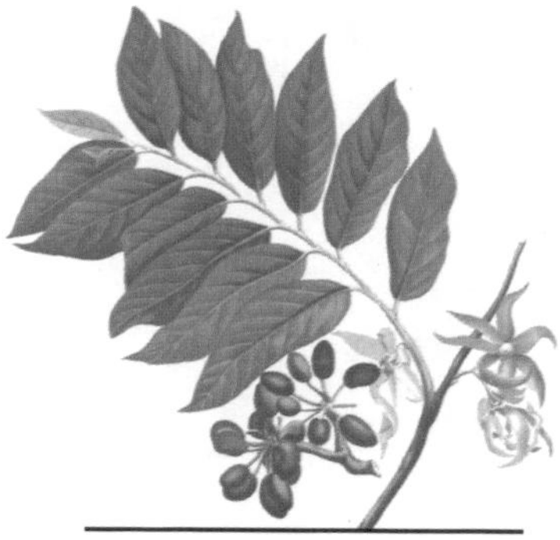

這種番荔枝科植物的精油真是性感的集合體！印尼人會將這散出濃郁香氣的花朵撒在新婚夫妻的新床上，激勵生命的喜悅與挑逗新人的感官。順便說一下，依蘭也是著名的「香奈兒No.5香水」的成分之一。依蘭精油還能帶給處在壓力之下的人非常好的放鬆效果，有助於獲得安歇。另外也能讓血壓稍微降低。

注意！如果使用依蘭精油劑量請勿調太高！否則可能會引發頭痛！

佛手柑
Citrus bergamia

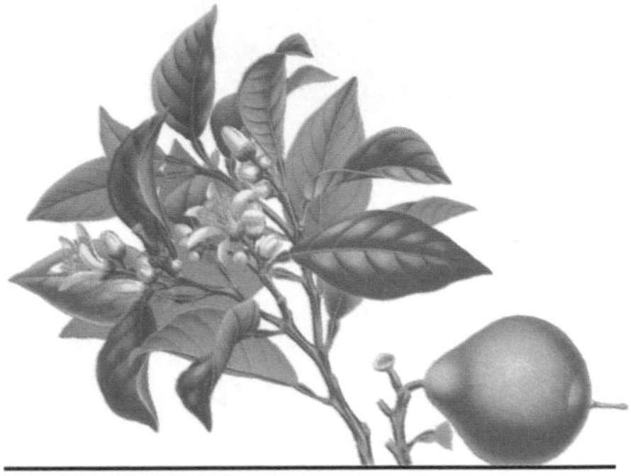

又一款能帶給我們精油的柑橘類果實。佛手柑主要的產地是雷焦卡拉布里亞（Reggio di Calabria），這個城市坐落於義大利南部美西納海峽邊上。佛手柑就生長在此區和西西里地區，果實會在冬天成熟。果皮壓榨、過濾後，就可取得精油。

佛手柑的香氣能在心靈層面發揮特別好的平衡效果，無論是應用薰香燈或是調成按摩油，都能減輕壓力和緊張不安感。當問題強烈影響到我們的時候，佛手柑能讓我們的頭腦清晰敏銳。滴幾滴佛手柑在紙巾，放在汽車儀表板上，這是我丈夫Kurt在長途駕駛時最愛做的事。能提升專注力，保持清醒。

Section 3

不再有起床氣

早晨時，若睡了一場恢復體力的好覺後，應該是精神奕奕，天氣如果不冷，也許還會在敞開的窗邊做些溫和的體操。就算沒有，至少也會好好伸展一下或伸伸懶腰吧。

不過，如果您下床時就不太舒服，特別是當您的血壓容易偏低，這時候床頭櫃上備一個「魔法小瓶」或許會有幫助：

不鬧起床氣滾珠

荷荷芭油……5 ml
桉油醇迷迭香……3滴
葡萄柚……5滴

把配方裝在一個滾珠瓶裡，早上醒來的時候塗一些在腕關節處，勻開後嗅聞。這樣您就會清醒過來！之後伸伸懶腰、做點伸展，就馬上下床，不管床鋪多柔軟舒適！

那現在就去吃早餐嗎？不是喔！先來一杯早晨茶飲，再來去沖個澡，這樣您就可以直接精神奕奕地開始您的一天。下面有一款配方是我奶奶發明的，我滿懷興奮之情從她那裡接收過來，一定要向您推薦！這款茶飲提振精神的效果比咖啡還好，而且還很健康！

有時候我還喜歡滴一點檸檬汁（當然是有機的！）進去，再加一咖啡匙蜂蜜。

早晨藥草茶飲

- **胡椒薄荷……1份**
- **黑莓葉或覆盆莓葉……1份**
- **錦葵……1份**
- **蜂香薄荷……1份**

將這些藥草混合後，每杯茶用一到兩尖湯匙切碎的配方藥草，注入一杯量的熱水，浸泡到五分鐘，過濾後小口啜飲。

早晨淋浴

自行調製您最愛的沐浴膠也很簡單喔！只需要中性的沐浴基底膠（這個能在優質的專賣店買到）以及按自己的品味選幾滴精油。調配早晨沐浴膠時請選擇一些清新的香氣，最適合的是柑橘類精油，像是葡萄柚或佛手柑。如果跟茉莉、玫瑰、橙花和花梨木或芳樟葉搭配的話一定能調出一款很棒的香氣。若是調一百毫升的沐浴膠，添加的配方精油總共不要超過十到二十滴。

晨沐清新沐浴膠

葡萄柚……5滴
芳樟葉……2滴
千葉玫瑰……2滴
小花茉莉……1滴
中性沐浴膠……100 ml

這是我喜歡用來淋浴的早晨香氣配方，混合在瓶子裡使用。

椰子油原味香膏

椰子油（半固體）……50 ml
荷荷芭油……10 ml

將兩種原料充分混合，在室溫下這款香膏幾乎是液態的，不喜歡這種液態香膏的人，可以將兩公克蜂蠟融化後拌入，同時還可以拌入最多五滴自己最愛的精油，再多就會蓋過椰子油的美妙香氣。在此我也建議挑選一些清新的香氣，比如和沐浴膠一樣的配方。淋浴過後擦乾身體，趁皮膚還有點濕潤時抹上自製的香膏保護嬌嫩肌膚。

抹完香膏後終於到了早餐時間，一天的活動就完全照您的意思來進行了。

Section 4

關於女性荷爾蒙

我想，是時候談談我家族裡那些婦女了，對她們我滿懷感激之情。

我的曾祖母Karoline，她是一位在維也納附近的溫泉浴場裡的「按摩師和浴場婦」，「浴場婦」（Badefrau）在當時的意思跟今日的物理治療師差不多。由於父親是葡萄農，因此她也通曉植物。曾祖母大概是我會對民俗療法產生興趣的源頭，儘管我自己沒能認識她，她在我出生前一週就過世了。我媽媽一直說Karoline的靈魂跑進我的身體。

我還有另一位曾祖母Maria，是一位住在維也納森林區的農婦，是位很有名的「祛病婦」（Wenderin）。人們會用「祛病婦」這個詞來稱呼那些會運用藥草醫學，部分用手按、部分利用祝禱和一些小儀式幫病人「趕走」身體不適的婦女。她留下的一些藥草配方也以稍微現代化的形式，依我們的生活條件做了調整後出現在本書裡。最後，還有第三位曾祖母Theresia，她研究藥草學，我們家族裡有好多關於她的故事。

我的奶奶也叫做Maria，她住在維也納，卻從未喪失自己自幼從鄉下學來的一切。我會走向自然療法，主要就是有她的引領。

戰後的年代裡，我媽媽主要就是用那些從奶奶、曾祖母那裡傳下來的自然療法把我們健健康康的養大，也用這些藥方處理我們孩子大大小小的不適。畢竟當時二戰剛結束，大家幾乎沒有其他的資源。在沒什麼藥品的情況下，我和姊妹們還是能保持健康、有活力，也順利克服了所有的疾病。

我的阿姨Traute是位專業的植物學家，喚醒了當時只有六歲的我對於大自然和植物的熱愛。這份熱情到如今，已經六十年後還一直保持在我心中。這位阿姨也同樣屬於這群聰慧的婦女之列。

她們全都早已離開了人世，不過直到今天，她們傳承下來的東西還是跟當年一樣鮮活有力！

廚娘一犯病，餐點就寒酸

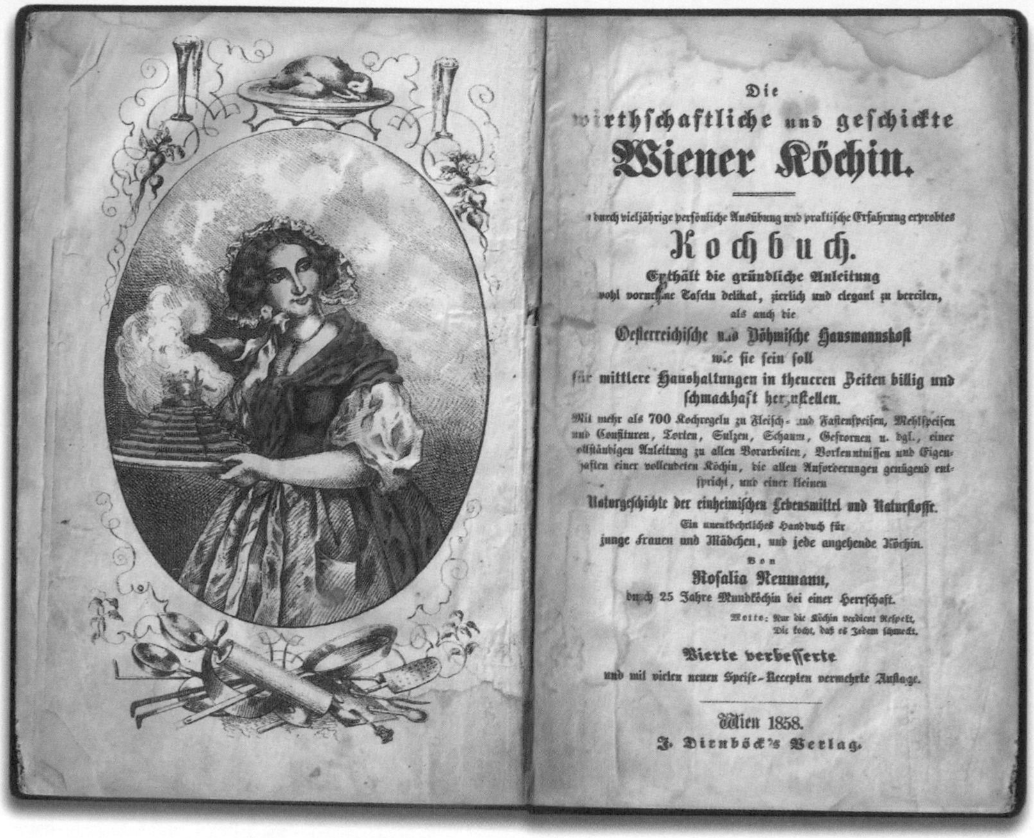
Die
wirthschaftliche und geschickte
Wiener Köchin.

durch vieljährige persönliche Ausübung und praktische Erfahrung erprobtes
Kochbuch.
Enthält die gründliche Anleitung
wohl vornehme Tafeln delikat, zierlich und elegant zu bereiten,
als auch die
Oesterreichische und Böhmische Hausmannskost
wie sie sein soll
für mittlere Haushaltungen in theueren Zeiten billig und
schmackhaft herzustellen.
Mit mehr als 700 Kochregeln zu Fleisch- und Fastenspeisen, Mehlspeisen und Confituren, Torten, Sulzen, Schaum, Gefrornen u. dgl., einer vollständigen Anleitung zu allen Vorarbeiten, Vorkenntnissen und Eigenschaften einer vollendeten Köchin, die allen Anforderungen genügend entspricht, und einer kleinen
Naturgeschichte der einheimischen Lebensmittel und Naturstoffe.
Ein unentbehrliches Handbuch für
junge Frauen und Mädchen, und jede angehende Köchin.
Von
Rosalia Neumann,
durch 25 Jahre Mundköchin bei einer Herrschaft.
Motto: Nur die Köchin verdient Respekt,
Die kocht, daß es Jedem schmeckt.
Vierte verbesserte
und mit vielen neuen Speise-Recepten vermehrte Auflage.

Wien 1858.
J. Dirnböck's Verlag.

我有一本一八五八年出版的古老食譜，書名叫做《節儉靈巧的維也納廚娘》（*Die wirthschaftliche und geschickte Wiener Köchin*），這本小書不但是一個裝滿古老美食食譜的百寶箱，裡頭還有一個章節討論到廚娘的健康問題，這裡我想摘錄一些與您分享 6：

「廚娘暴露在許多有害的影響中，這可能會損害健康、導致疾病。」

6｜審定註：本篇摘錄分享的三種症狀建議配方請勿嘗試。

㈠冷涼致傷

灶爐的火必須要有新鮮空氣傳入才能繼續燃燒，因此每個廚房多少都要通風，這就會造成輕微風濕症，若是室溫明顯冷熱交替，還會造成卡他性炎症。特別是足部很容易變涼，因為冷風本來就是比較重，都是往腳底方向吹去。一年當中的寒冷時節要格外擔心這種因通風而帶來的傷害。

廚娘一定要特別把足部保護好，最好穿著毛拖鞋。

為了在寒冷時節保護雙手免於腫脹、發紅、裂開，也防止產生凍瘡。

㈡凍瘡

廚娘任何時候都不該讓雙手濕濕的還到處忙活，而是要趕快把手弄乾。

還沒有裂開的凍瘡最容易治療。如果我們將滿滿一咖啡匙稀釋過的鹽酸和滿滿兩咖啡匙的水混合，早晚用這個混合液擦拭凍瘡，並讓液體自行變乾，凍瘡就會好。不過我們要小心不要讓衣物沾到，因為酸性物質會把大部分的顏色毀掉。由於指尖在短時間內經歷加熱和冷卻、碰撞和燙傷，以及其他傷害，指甲銜接處非常容易出現一種很痛的發炎症狀，就是所謂的膿性指頭炎。

㈢膿性指頭炎

有些人相信，如果快速將指尖放進滾燙的水裡，就能清除初期膿性指頭炎，不過這樣做反而會讓病況惡化。最好在一剛開始時就使用冷敷布；如果說出現跳痛感，就必須要常常將手指浸在溫水裡或是糠麩煎劑（Absud von Kleien）裡。如果病灶轉成惡性，或是病況堪慮，那就要諮詢外科醫師了。

不過，我不會推薦您一個以稀釋過的鹽酸為基底的配方來對付凍瘡。還有，其他在這本書裡看到的小祕方，其實……我們現在可以講了，其實也是相當值得懷疑的。儘管如此，大部分的指引裡還是藏著一個見解，直到如今依然成立。

女性受的苦大不同

女性背負著多重重擔，特別是當她同時有工作和家庭，要照顧孩子和丈夫時更是如此。這樣的情況由來已久，只有那些富裕家庭或上層社會的婦女才能例外。

不但如此，在民俗療法歷史中扮演決定性角色的也是婦女，特別是在婦科以及助產方面，都是由婦女主責。除此之外，她們同樣也負責照顧一家大小的健康。

直到今日仍然很重要的觀念還有：不要忽視生命的節奏和荷爾蒙週期。女性與男性大不同（我先生說：「喔，真是謝天謝地！」），從很多方面來看，女性甚至需要一些與男性不同的藥，特別是劑量也往往不同。

在藥草學以及精油相關的知識中，女性的需求都佔有很大一部分。這章裡我想嘗試探討幾種女性最常見的不適症狀。

經前症候群

根據現有的統計，大約有六成的女性受此症候群之苦，其中特別是三十幾歲到四十幾歲的婦女所受到的影響最為強烈。

notes

有很多症狀都列在經前症候群底下，這裡只是從長長的清單裡選錄一小部分而已：

- 有攻擊性
- 痤瘡
- 焦慮
- 嗜鹹
- 嗜甜
- 憂鬱
- 有噁心感
- 胸部腫脹、疼痛
- 痔瘡
- 疱疹
- 心悸
- 頭痛
- 偏頭痛
- 疲倦
- 水腫
- 背痛
- 失眠
- 下肢痙攣
- 性慾改變
- 還有一大堆其他的

這時我們應該好好思考一下，是什麼引起了這些心理和身體的症狀。

從第一次來月經開始，直到停經，每個年紀的女性都有可能會為這些症狀所苦。所有人都有的典型現象是，這些不適症狀大多都在週期中間出現，然後一直持續到月經來潮。經前症候群的原因主要要從荷爾蒙不平衡這方面去尋找，不過，錯誤的營養攝取、壓力、缺乏運動和甲狀腺紊亂都有可能有關係。這些症狀對女性的身心舒適影響相當大。經前症候群有可能會突然就出現，然後又同樣的突然就消失，有些婦女會受它的影響好多年，一直到更年期，然後甚至會稍微變個樣子繼續影響下去。

如果我們能好好研究這個課題，並花時間陪伴自己和自己的需求，這樣就已經很有幫助了。不過和自己的婦科醫生討論此事也很重要，因為透過精準的檢查可以排除其他可能的干擾因素。用藥草和精油往往可以大大減輕舒緩不適症狀，不過並非每次都能迅速生效！如果可能的話，改變生活方式常常也很有幫助。

玫瑰天竺葵
Pelargonium graveolens

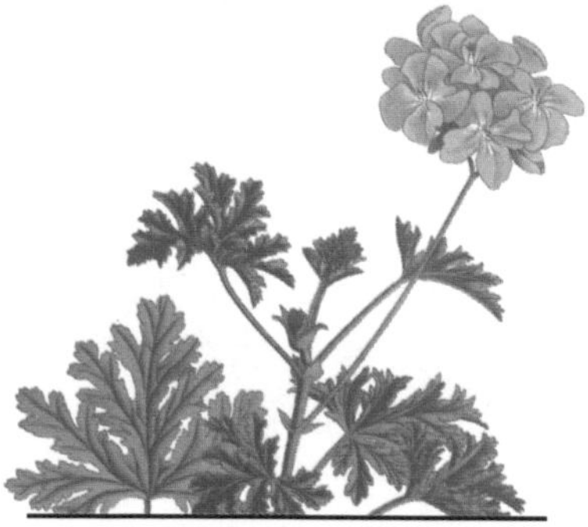

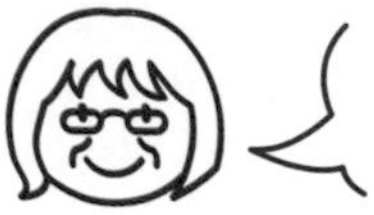

如果您沒那麼喜歡玫瑰，用小花茉莉也行。

不過有件事一定有用：懷著愛心關注您自己！有什麼關注自己的方法比起用精心調配的精油配方來一回溫柔腹部滑撫更好？

關注自己保養油

甜杏仁油	50 ml
玫瑰天竺葵	1 滴
大馬士革玫瑰	4 滴
葡萄柚	6 滴

讓自己舒服地躺在沙發上，以柔和的滑撫手法沿著順時針方向按摩自己的腹部。只需要在指尖沾上一點點按摩油即可！

按完後在肚子上放一顆溫熱過的**櫻桃核枕**或**雜穀小枕**，把身體覆蓋好，好好享受這份溫暖和安全感半小時。試試吧！

天竺葵是一種討喜程度兩極化的芳香植物。我得承認自己花了好長一段時間才懂得珍惜玫瑰天竺葵的香氣。

在我芳療執業時遇到一位個案，正好玫瑰天竺葵精油對她似乎很重要。她有經前症候群，而玫瑰天竺葵作為一款歡悅心靈的精油，正好是她想要放進幸福感按摩油配方裡的香氣。要把這個香氣再加入一款就我看來已經是挺完美的按摩油配方裡了，我真的很掙扎。不過，顧客為上，因此我就放一滴這種她聞起來美妙，對我卻「臭臭」的香氣。

幾年後，我當時還是不太喜歡這氣味，有次我到馬赫費爾德的霍夫宮[7]（Schloss Hof）玩，宮殿當時正在翻修，附屬公園裡已經看不到多少過往的華麗壯觀景象，不過公園四處放著灌木盆栽，姑且裝飾一下。植物全是綠色的，沒有開花，不過葉子帶著各種形狀。我用手滑過一株茂盛的植栽，聞了聞……這個香氣我認得呢！這是一批有著不同香氣調性的玫瑰天竺葵啊！我們驚訝地站在它們面前，簡直著迷了。

這天天氣相對有點涼，我和Kurt都穿著冬天的大衣。回家後Kurt把大衣口袋裡的東西倒出來，差點沒把我嚇到，這狡猾的傢伙！在我完全沒注意的時候，偷藏了至少六種不同的玫瑰天竺葵插枝，還把它帶回家！噓！拜託別說出去！我們當然就種下的這些插枝，也讓我們開心了一段時間。不過，俗語說「來得容易去得快」。幾年後它們就告別人間了，一場寒冬奪走了它們的生命。

從霍夫宮的那場經驗之後，我第一次對天竺葵的多元樣貌感到驚異，幾乎是還沒回到家就開始尋找相關的文獻資料。過程中我發現了牻牛兒苗科植物家族的多采多姿，深深陶醉其中。如果我想把我有幸體驗的東西全部講給您聽的話，那可是會大大跳脫本書的架構。幾年後，在一場日內瓦的芳療研討會哩，我得以造訪當地的植物園，並在裡頭看到並嗅聞超過兩百五十種芳香天竺葵。這些經驗讓我立刻懷著敬意去接近玫瑰天竺葵和它的精油，如今我甚至會在許多的配方裡主動加入一滴天竺葵！

7 — 作者註：歐根王子（Prinz Eugen）的夏宮。

注意！儘管如此：不建議使用太多玫瑰天竺葵！調劑量時請謹慎，不要超過我在配方裡建議的量！

還有什麼藥草幫得上忙？

貞潔樹也算是一款可以在身心狀態不平衡時提供助益的藥草，還有斗篷草、纈草、香蜂草、薰衣草、蛇麻草也是。

我們通常會以茶飲的方式使用這些藥草，不過我們不需要把全部混在一起使用，根據久經驗證的藥草傳統，舉例來說我們會以下列的方式調配：

香蜂草和斗篷草，這款茶對於找回內在平靜很有幫助。

薰衣草和纈草，這個茶飲配方也有平衡及安撫鎮定的效果，也可以和香蜂草一起調製。

貞潔樹搭配斗篷草和西洋蓍草可以調節生理週期。不過，只有當您也想懷胎的時候才喝這款茶，因為這款茶內含切碎的貞潔樹種子和葉片，對於求孩心切的人來說常有奇蹟般的功效！

西洋蓍草茶也同樣能幫助調節週期的起起伏伏。雖然喝起來有點苦，卻能帶來很大的助益。當我和妹妹們還是青少年的時候，特別常喝到這款茶，好能減輕月經不適。

月經週期紊亂

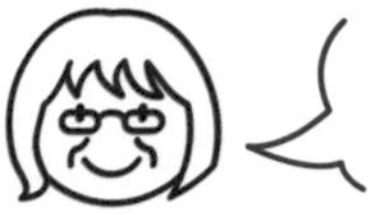

如果您的經血太弱，那麼建議選用白野芝麻搭配西洋蓍草。

月經該來卻不來，但我沒有懷孕啊！這點不一定要太擔心！我認識很多月經來潮都不規律的婦女。我奶奶還把月經稱為「好姨媽來訪」，在很久以前直接講出「週期」甚或是「月經」是不得體的。

那麼，什麼才是「正常的」週期呢？根據醫學專書，按照每個人體質不同，月經週期會在二十五到三十二天這個範圍內移動，這樣的定義就已經可能會出現高低起伏和不規則了。不只週期長短不同，每位婦女經血量的強度都可能有很大的差異。

如果您不確定自己的月經週期是什麼，那麼為此操心煩惱之前去看一下婦產科醫生，無疑是很合理的做法。

幫助荷爾蒙平衡的茶飲

週期紊亂時，**西洋蓍草茶**是能提供協助的茶飲之一，就如經前症候群時一樣。我們還知道**貞潔樹**也可以用，不過不想懷孕的人要小心！喝**斗篷草茶**也是一個辦法。這些藥草都有平衡荷爾蒙的功效。

經血問題的茶飲配方

如果經血來得又猛又久，那麼我們最好用一些單寧酸含量高的茶飲藥草，而斗篷草也再一次入選。我曾祖母在她的筆記本裡給的配方是：**斗篷草**、**異株蕁麻**、**西洋蓍草**、**薺菜**（Hirtentäschel）。我們取一平湯匙配方藥草，以半公升熱水沖泡，這款茶要浸泡十分鐘，然後過篩，小口啜飲。每日兩次、每次一杯。

玫瑰天竺葵精油和快樂鼠尾草精油同樣也能帶來幫助。不過我不建議兩款一起用！以下是我偏好的配方。

經期平衡按摩油

甜杏仁油……20 ml
快樂鼠尾草……2 滴
紅桔……6 滴
花梨木……2 滴

在一個小瓶子裡將成分混合，每日多次用來輕柔地順時針按摩腹部。也可以裝一點到滾珠瓶裡，塗抹在手腕脈搏處。

橘皮組織

這種出現在大腿和腹部的橘子皮真討厭！只有相當少數的女性不曾在某個時候發現大腿、手臂、或至少腹部出現這種討厭的凹窩，稱作橘皮組織（Status protrusus cutis），主要會出現在女性身上，真殘酷！

不過嚴格說來，橘皮組織是什麼呢？之所以會出現橘皮組織，是由於皮下脂肪組織裡的脂肪細胞長大，進而從結締組織的膠原纖維之間冒出來。基本上，要為這種在大腿、臀部和腹部的脂肪增長負責的是雌激素。結果，在原本發生的問題上又增加了新陳代謝問題，因著突起的脂肪細胞處會發生微型的淋巴滯留，橘皮區的整體狀況就更加惡化了，這就是為什麼偏偏在橘皮周圍處還會脹起來。

能促使橘皮組織發生的因素有：超重、錯誤飲食、缺乏運動、避孕藥、靜脈曲張以及最後但卻可能最重要的——抽菸。如果是輕微的程度，我們只有在雙手一起擠壓皮膚的時候才能認出有橘皮存在；往後發展時，會在大腿肌肉緊繃時看到橘皮；到了最後，當狀況相當嚴重時，我們隨時都看得到它。

順便一提，有別於橘皮組織（Cellulite），蜂窩性組織炎（Cellulitis）這個字用來指一種皮下脂肪組織的發炎現象。我們這裡討論的都是橘皮組織。

有什麼能幫上忙呢？

首選的療法是毛刷按摩，並搭配運動。做毛刷按摩時有個重點是，一開始不要用太硬的刷子。幾年前有一次我住在一間養生度假飯店，決定來做一次毛刷按摩。按摩師問我說：「您比較想要軟的還是硬的呢？」我很有勇氣的表示說：「當然是硬的囉！」（我在這之前從沒做過毛刷按摩）按摩師取來一支硬刷，刷了第一下之後，我已經痛到按摩師直接改用軟刷幫我做剩下的療程。所以，放聰明點。

不用毛刷的話，按摩手套也很適合。另外還有冷熱交替淋浴法，就像克奈普神父建議的那樣。每次都要在患部輪流澆注冷熱水，各三次。最好是用淋浴的，這樣能提升血液循環。再搭配著按摩，組織就會變緊實。不過必須要規律進行才行！

還有茶飲療程，要對付皮下脂肪組織過量囤積，我們可以採用療程的方式，連續兩個禮拜，每天喝三杯甜茴香茶。兩次療程之間請暫停個幾週！

[夏威夷堅果油 Macadamia integrifolia]

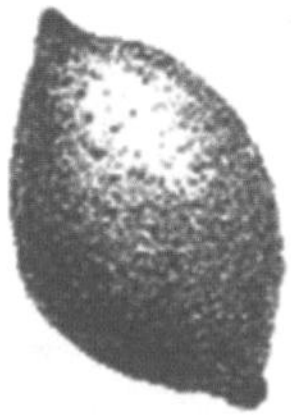

撫平肌膚幸福感按摩油

- 夏威夷堅果油……30 ml
- 鷹爪豆原精……1 滴
- 小花茉莉……1 滴
- 零陵香豆……2 滴
- 甜橙……4 滴

在一個暗色瓶子裡將各樣成分混合，每天淋浴後用這款油塗抹受影響的部位。這款按摩油也非常適合用來進行自我按摩，或者由按摩師或物理治療師為您進行一回美容式的淋巴引流也能發揮輔助效果。

夏威夷堅果油裡主要的成分有油酸（單元不飽和脂肪酸），除此之外還有棕櫚油烯酸（同樣是一種單元不飽和脂肪酸）以及亞麻油酸（多元不飽和脂肪酸）。這樣的組合讓它成為一款特別具有保養功能的植物油，格外適合乾燥及鱗屑狀皮膚，敏感性肌膚也能用。夏威夷堅果樹主要生長在澳洲，不過如今在夏威夷和南非也有種植。其堅果有著非常堅硬的外殼，果仁的含油量很高。

零陵香豆 Dipteryx odorata

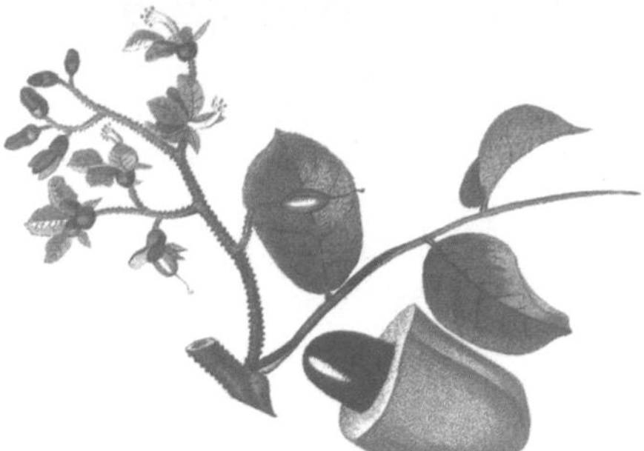

零陵香豆的香氣類似香草的氣息：帶來安全感，甜甜的，感性的。有著放鬆和安撫鎮定的功效，也有止痛的效果，對於想要幫助消解壓力的薰香燈配方，零陵香豆是個絕佳成分。不只如此，這款帶著焦糖般氣息的精油在身體層面也非常好用。在「撫平肌膚幸福感」配方裡，我是用來修飾整體配方的香氣。

鷹爪豆 Spartium junceum

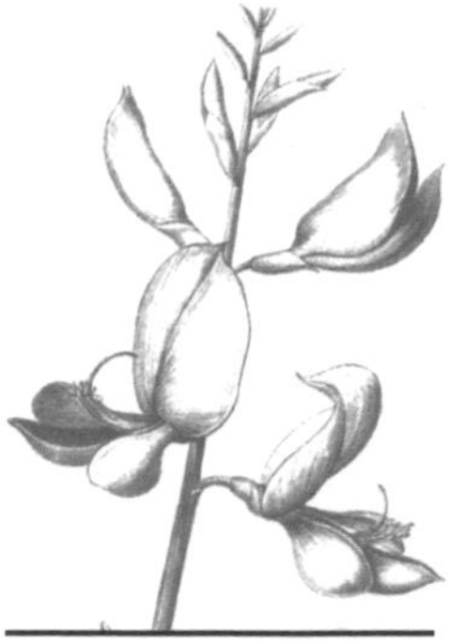

當我們想為自己的美麗提供輔助與支援時，就是要選最好的才夠好！

我們能用己烷萃取法提取鷹爪豆陽光般金黃色的花朵的香氣，這氣息傳遞出一種陽光普照的南方花園的感覺。可惜的是鷹爪豆花很難摘採，因此也造成了相應的高價位。

「我為自己的皺紋感到驕傲，它就是生命在我臉部的呈現！」

——法國影星 碧姬．芭杜（Brigitte Bardot）

Ich bin stolz auf die Falten.
Sie sind das Leben in meinem Gesicht.

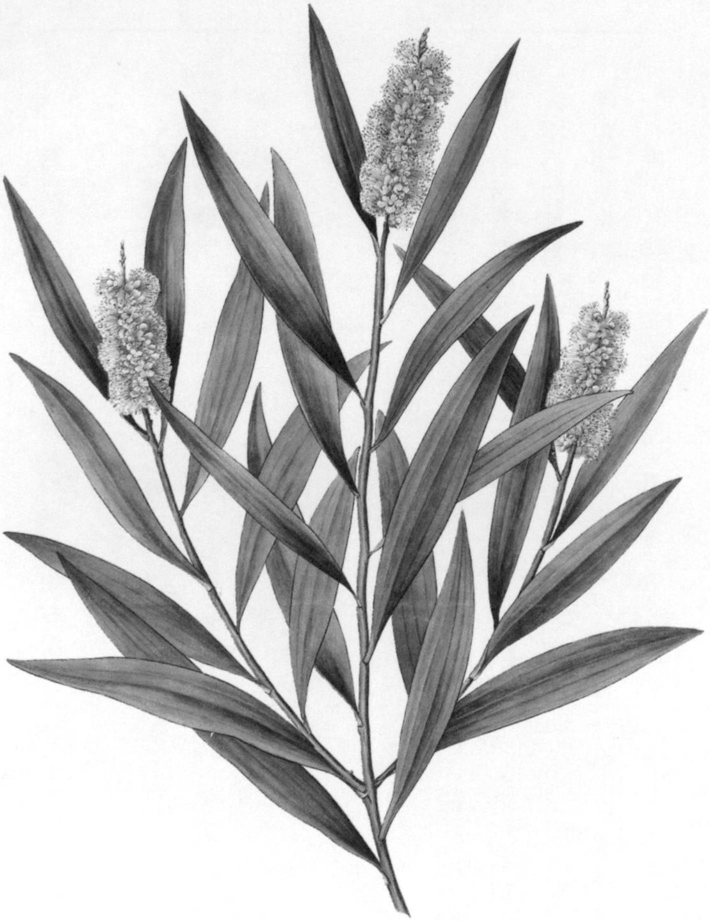

Chapter 4

關於更年期的事

Section 1
女性的更年期

Section 2
男性的更年期

Section 3
痔瘡和打鼾

Section 4
壓力與過勞症候群

Section 1

女性的更年期

好熱啊！幫幫我，我進入更年期了！是不是房間太熱啦？還是我發燒了？兩個都不是啊！不過我一直在流汗耶，汗水從脖子冒出，順著背部流下……噢，我彷彿聽到了我媽媽嘆了一口氣，說：「不要在公開場合談論這個！」。

不只是女性，男性有一天也是會進入更年期，這是躲不掉的，只不過時間點並非人人都一樣。普遍而言，大約在五十歲左右體內就會發生一場荷爾蒙的轉變。

不論是男性還是女性，這都是一段我們會去反思生命意義的時期，或許我們想要讓生命轉個彎；常常我們也看到一些問題，但實際上卻真的沒什麼。

女性的更年期不適

我奶奶總是說：「只要你保持活躍，就不會有什麼更年期不適。」我很幸運能印證她說的是對的！到底什麼是更年期呢？因為這不是一本醫學專書，我也不是醫師，因此我想試著用自己的話來解釋更年期的時候女性身體會發生什麼事。

隨著女性性荷爾蒙在血液裡的濃度漸漸降低，身體也發生了變化，這會導致很多婦女產生熱潮紅和盜汗的症狀。這些變化還包含了睡眠受到妨礙，有時心情或感受會有劇烈起伏，遺憾的是……還有體重增加，以及有些人會遇到的黏膜乾燥問題。許多類似於經前症候群不適的症狀。

幸運的是，不必然所有症狀都會找上每位女性，不過我們知道，受這些症狀影響的人當中有三分之一的情況可能會相當嚴重。那麼，這些不適會持續多久呢？噢，大約百分之十的婦女可能會受此影響長達十年甚至更久！

熱潮紅時的清新提神噴霧

針對這種不適，我最愛的噴霧就是胡椒薄荷純露，單用這款胡椒薄荷植物水，完全沒加別的東西。我們在前面有提過，胡椒薄荷能帶來冷涼感。將胡椒薄荷純露裝入噴瓶，每當身體熱起來了，就噴一下！完成！

熱潮紅用冷卻膠

95% 藥用酒精 10ml
加入一點點三仙膠
（別取太多，否則膠體會太稠！）混合搖勻

再混合
胡椒薄荷精油 2 滴

注入
胡椒薄荷純露 10ml

如果產品變得太稠，就再混入一些純露，直到質地夠稀、可以裝在滾珠瓶使用就可以了。

我會將這款膠裝在滾珠瓶裡，這樣就可以隨身攜帶，萬一需要時使用起來也不會引人注目。塗抹在頸部脈搏處或是鎖骨上緣，真的很快就奏效！

更年期不適時的婦女茶

混合西洋蓍草、異株蕁麻、斗篷草（帶花）、薰衣草、金盞花花朵及葉片、貞潔樹各一份。

每杯茶飲使用一尖茶匙配方藥草，注入熱水，浸泡五分鐘，過濾，若需要可用蜂蜜增甜。

這個茶飲配方也是出自我曾祖母的配方集，再由我奶奶將它「精緻化」一點，主要能幫助我們意識到自我，讓我們隨順自己的心意。我覺得，就算我們沒有更年期不適，這款婦女茶也很有好處，而且味道很怡人！

對抗傷痛情緒擴香

- **葡萄柚**……8滴
- **丁香**……1滴
- **零陵香豆**……1滴
- **肉桂皮**……1滴

當我們過度困在過去，太多時間沉浸在思考過往事件，完全忘記當下，這時候這個擴香配方有助於對抗憂鬱。將這配方油保存在小瓶子裡，每次用於薰香燈時，請最多只取用三滴。

紅花苜蓿酊劑

紅花苜蓿花、西洋蓍草花、斗篷草花和葉各一把，裝進一只夠大的玻璃瓶

注滿約四十多度的清澈烈酒，可以是西梅李酒（Zwetschke）或杏酒（Marille）

也可以另加一份橘子皮後關緊玻璃罐，擺放在溫暖有陽光照射處至少六週，每日搖動瓶子，時期滿了便可過濾倒出

有需要時，每日服用兩杯10ml烈酒杯的劑量

遇到更年期不適時，紅花苜蓿酊劑能幫上大忙，不僅能安撫神經，還具有平衡及強化功能。幾百年以來，紅花苜蓿在民俗療法裡已經佔有一席之地。我的曾祖母就很看重它的力量，在配方小冊裡也記載著這款紅花苜蓿酊劑配方。

奶奶的好辦法問荊茶

要製作問荊茶，最好從藥局或您信任的藥草鋪買一小袋問荊（Ackerschachtelhalm）。為什麼要從藥局買呢？因為木賊屬（Schachtelhalm）植物有混淆的風險，而且並非所有木賊屬植物都有益於健康。因此，我們需要的是問荊（Equisetum arvense）。木賊屬植物是地球上最古老的植物之一。「Schachtelhalm」這個字源出於它有多個空心莖，以所謂「一個套一個」（verschachtelt）的方式互相接再一起。

那麼「問荊茶」（Zinnkraut）的名字又怎麼來的呢？這是因為人們會用問荊的莖折成一捆來清潔錫製用具（Zinngeschirr），才出現這個名稱。

西洋蓍草
Achillea millefolium

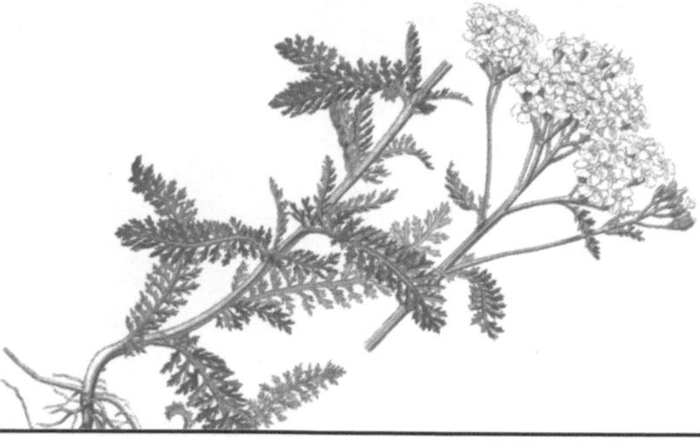

這個無比經典的婦科藥草至今已經陪伴我好幾十年了。作為茶飲，它總是能為各種月事不適帶來祝福，但西洋蓍草不只是這樣。人們也用以酊劑、浸泡油、精油或茶飲的方式來對付感冒、關節炎、風濕和消化不適，這只是幾個應用方向的舉例而已。

我也很看重它的精油，它帶著墨水般的深藍色！順便一提，這顏色是從母菊天藍烴的極微小結晶而來，這種分子會在蒸餾過程中形成，並帶出這種美麗的深夜藍。

西洋蓍草屬於菊科家族，因為這一點它不適合所有的人（菊科過敏者要小心！），這很可惜。很多草坪上都能看到西洋蓍草的身影，許多花園裡也有。西洋蓍草耐寒，而且能忍受乾旱，我們使用的是開花時的整株植物。

注意：製作西洋蓍草茶飲時請勿使用黃色、紅色和橘色的品種。它們的確很好看，但不適合用在醫療用途。

附帶一提：如果您正受腳底骨骨刺之苦，把浸過問荊茶飲的敷料敷一整夜，有助於減緩疼痛及發炎情況！

我們取一茶匙問荊藥草，注入一杯量的冷水。

浸泡一整晚（大約八小時），然後過濾。

這款茶的泡製方式：可將問荊茶稍微加溫後再飲用，早晚各一杯，您的指甲、頭髮、骨頭和結締組織都會感謝有矽酸的支持。矽酸也能輔助骨頭組織儲存鈣質，從而幫助預防骨質疏鬆。

我會用酊劑的方式使用紅花苜蓿，也會用純露或浸泡油來自行調製我的乳霜。

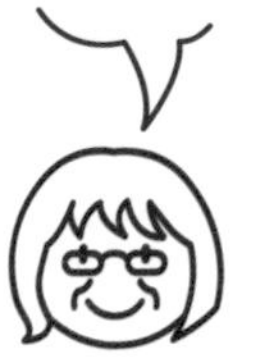

花梨木 Aniba rosaeodora

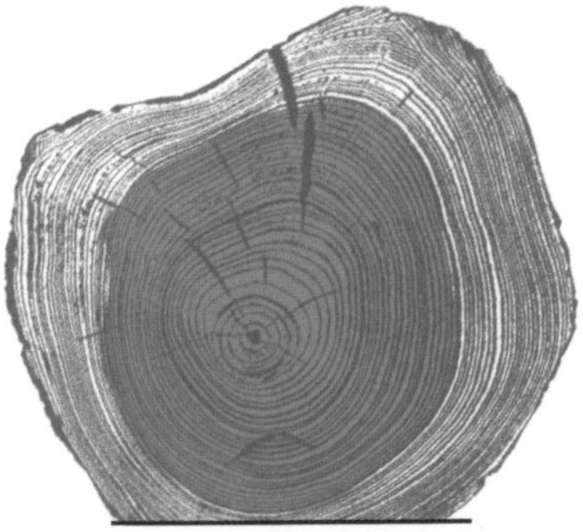

這款巴西喬木所產的精油帶給我們一種絲絨般柔軟的香氣，我覺得聞起來有點像嬰兒爽身粉，是按摩及香氣配方裡的絕妙成分。

花梨木精油在感冒與流感時期特別能發揮效果，對於肌肉放鬆也能帶來很好的助益。遇到月經問題時我喜歡使用花梨木，而且在心理層面上點亮心情的效果特別好。

紅花苜蓿 Trifolium pratense

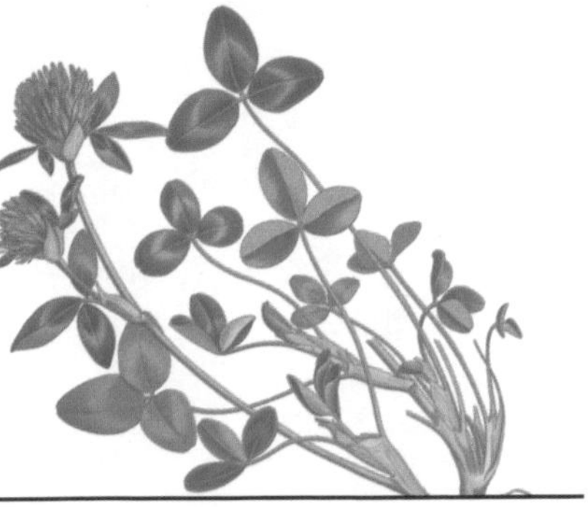

花朵帶著蜂蜜甜味的紅花苜蓿，是我這個甜食控小時候很喜歡的蜜源植物。我會趴在草坪上迅速的把花一朵一朵拔起來，然後就可以享受把小花裡甜滋滋的花蜜吸食出來的美妙時光。

如今我知道了為何曾祖母在它的筆記裡指名要用紅花苜蓿，它能協助處理更年期不適，特別是夜間盜汗困擾。而且其中的異黃酮具有微弱的雌激素功效，也能幫助稍微提振心情；使用紅花苜蓿也能預防心血管疾病、輔助骨質穩定；而且不管是茶飲或酊劑，味道都很好。

紅花苜蓿還可以幫助黏膜和皮膚保持健康有彈性！誰不想在變老的過程中盡可能少點皺紋呢？

快樂鼠尾草 Salvia sclarea

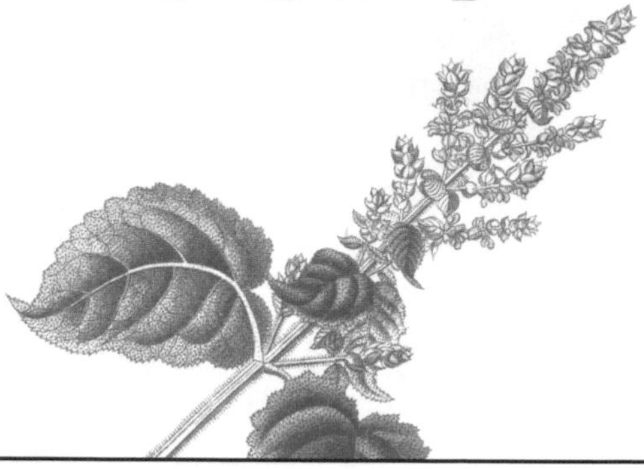

早在中世紀，人們就已經會種植快樂鼠尾草，同時作為藥用植物，不過當時主要是依賴其輕微的麻醉效果。賀德佳修女建議把快樂鼠尾草做成甜藥酒[1]內服，用於腸胃疾病。

當時，人們也會把這種超大型鼠尾草種在葡萄樹之間，用來「改善」葡萄酒的風味，畢竟中世紀的葡萄酒大多是酸酸的。這儀表堂堂的植物會湧流出一股甜甜藥草、很有香料感的香氣。特別是這種香氣以精油的形式使用時，對於更年期不適很有幫助。

這款精油內含植物雌激素，因而對於內臟有特別好的安撫鎮定與消解痙攣的效果。舉例來說，調成溫和的劑量能用於經前症候群：每次塗一滴在腳踝內側，有助於減輕經前症候群不適。快樂鼠尾草精油不只可用於婦科不適，也能讓處於更年期的男士更容易放鬆下來，特別還能降低血壓。與酒類搭配使用時，還有助眠效果！

注意：儘管如此，懷孕期間您該避免在身體上塗抹快樂鼠尾草精油，同樣是因為具有類雌激素的效果。不過助產士們很推薦在產程中使用。

1 — 譯註：德文 Elixier 或英文 Elixir，這是用製作酊劑的方式，外加蜂蜜一起浸製，成品便是甜藥酒。

貞潔樹
Vitex agnus-castus

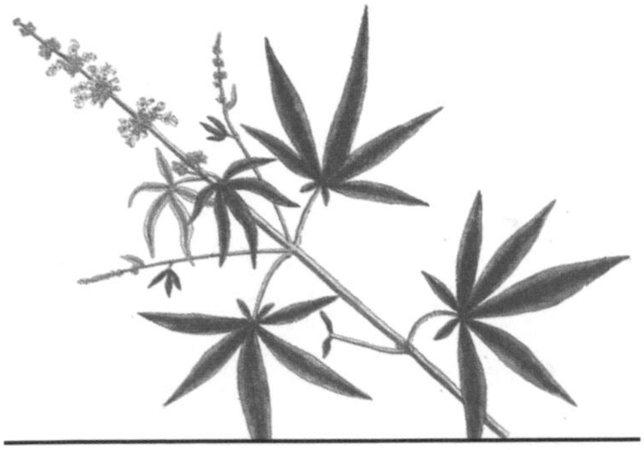

貞潔樹有著「貞潔的羔羊」這個名字[2]，暗示著幾百年前的修士們會用來壓抑肉體的慾望。不過近幾十年來，這種藥草更多是用作「婦科藥草」。就像快樂鼠尾草一樣含有一些植物雌激素，在我們發生月經不適、經前症候群和更年期時特別有幫助。另一方面，對於想生小孩的人，貞潔樹能提高生育能力。其功效範圍真的很廣，也很值得推薦給所有患憂鬱情緒的人使用，不是只有婦女們會受憂鬱之苦！

我們會使用這種植物的果實。貞潔樹果是黑色的，每一顆內含四粒像胡椒一樣的種子，使用前要磨成粉。貞潔樹精油相當罕見，不過用於按摩油配方則非常美妙，也能用於薰香燈，但要注意劑量應溫和！

2 一譯註：貞潔樹的德文名稱Mönchspfeffer的意思是「修士的胡椒」，而它的拉丁學名裡後面兩個字「agnus-castus」便是「貞潔的羔羊」。

Section 2

男性的更年期

男性更年期不適

男人也會因著年紀而經歷一次荷爾蒙改變，在這個生命階段裡他也會遇到許多症狀伴隨著這個改變而來。男人通常以相當不明確的方式度過自己的更年期，不過這段期間也有一些典型的現象，勃起障礙就是其中之一，當然睡眠困擾也是，肌肉量會下降、脂肪量會相對增加，可能會導致做事情的效率急遽降低，還有情緒起伏不定；當然，可能和女性一樣會出現盜汗、不安和神經緊張，甚至是憂鬱等等症狀。

這些憂鬱情緒常常會引發所謂的「中年危機」，而這些情緒幾乎都可以歸因於睪固酮的缺乏。睪固酮也可稱為「情慾荷爾蒙」。隨著生命的進展，此荷爾蒙在體內的含量會下降，而人的精力也隨之降低。而當人的精力不足時，自然可能會導致體重增加、心肌梗塞、中風發作等等。

男人大約在十七歲時體內的睪固酮值會達到最高，並在約莫三十歲的時候開始下降。而到了大約四十歲左右，就有可能出現因為睪固酮過度減少而產生的初期症狀，這大多取決於生活型態。要讓身體持續生產睪固酮，男人需要性生活。每次射精對於體內睪固酮水平都有正面的影響。想要有個令人滿意的伴侶生活，我們就應當學習如何放鬆。

所以，男士們：減少壓力吧！壓力會影響的面向主要有：易怒、情緒起伏不定、疲憊不堪；感覺很虛弱、內在不安感、以及注意力減退也是；還有不舉困擾、四肢或關節疼痛。正如同女人一樣，男性這時期也會引發盜汗、睡眠困擾，常常也有飲食習慣沒有改變，體重卻增加的現象。怎麼辦？可惜，我這裡沒有什麼祕方可以讓您再次變成興致勃勃的情人，但是我們可以試試這款擴香配方，它能有效降低壓力，或許能進而將負面情緒平衡過來。

壓力破錶時的擴香

瑞士石松……5滴
葡萄柚……8滴

均勻混合在容器後，每次取兩到三滴滴在薰香燈上或擴香器具裡即可。

有個問題常常伴隨著年紀而出現：攝護腺毛病。特別是攝護腺肥大給許多男人造成不少麻煩。

攝護腺肥大症會讓尿道變窄，這首先會在排尿時出現問題：

- 儘管很努力、腹部也出了很多力，還是不斷想要排尿
- 男人必須頻繁的上廁所，夜裡也是，而且有尿後涓滴的問題
- 跟之前相比，尿流會減弱
- 尿意又急又猛

如果您有其中一個或多個症狀，建議您去看一下泌尿科醫生。

只要攝護腺肥大的情形還不嚴重，要改善這個問題，還是有很多事是自己可以做的。如果沒有及時改善，後來便會發展到膀胱在排尿時無法完全排

曾祖母在她寫到「男性不適」時建議，可以放一顆「用熱蒸氣蒸過的乾草花屑枕」在肚子上，並放上一個暖水袋抱持溫度。更可以「攝取南瓜籽」作為額外輔助。

空，殘留的尿液會導致持續的滿漲感，因而又同樣的想上廁所。除此之外，病菌有可能因這些膀胱裡的「殘尿」而滋生，為後來的尿道感染或膀胱結石埋下禍根。

通常這個時候只有醫生的「碎石炸彈」幫得上忙，要是我們還是一直不處理的話，那腎臟也有可能被牽連進去，最糟的情況下可能會導致腎衰竭。

底下這款配方茶飲是我在曾祖母的配方小冊裡發現的，配方旁邊標註著「茶，幫助過爸爸排尿」：

攝護腺養護藥草茶

小花柳蘭……2份
甜茴香……1份
斗篷草……2份
歐洲花楸漿果……1份

將藥草混合均勻後存放容器中，每次使用一尖茶匙的藥草，以兩百五十毫升的滾水沖泡，讓茶浸泡至少十分鐘，十五分鐘更好，然後過濾。每天飲用三次，每次一杯，連續三到四週，能減輕不適感。

歐洲花楸果汁

我在藥草神父外丁格的作品裡也找到關於前列腺不適的建議：製作歐洲花楸果汁。為此您需要一公斤歐洲花楸漿果，煮軟後用一塊布巾包著擠壓出汁液，每一公升汁液需要搭配三百公克紅糖，放在一起再次煮滾後分裝至瓶中。順便說一下，我們會採收初次結霜後的花楸漿果。

3 — 譯註：Horace（65~8 B.C.），古羅馬著名詩人。

4 — 譯註：Ovid（43~17 B.C.），古羅馬著名詩人，最出名的作品為十三卷的《變形記》

5 — 譯註：Phanias of Eresus，生卒年不詳，只知西元前三二二年抵達雅典，與 Theophrastus 同為亞里斯多德學派的學者。從流傳下來的斷簡殘篇裡我們可以一窺他對園藝植物的研究。

蕁麻 Urtica dioica

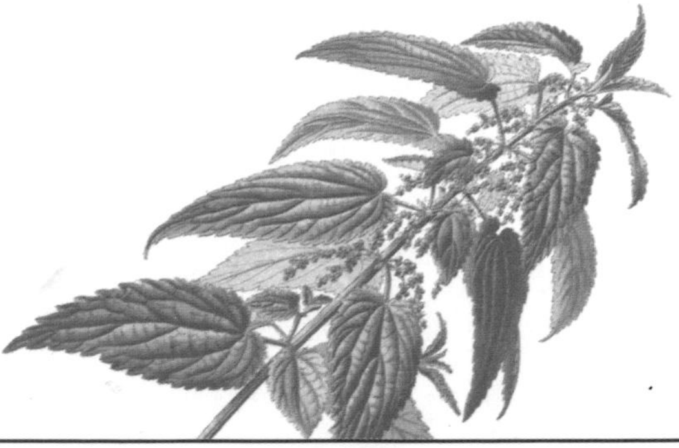

終於來到一個能帶給男人強大力量的植物了！我回想起自己還是小女孩的時候，有一次在我叔叔家的農場裡為了要避過一個蕁麻叢而繞了好大一圈。誰要是曾經跌進蕁麻叢裡，一定會小心躲開它。還有，我也想到二戰結束之後的那段日子，那時蕁麻以各種不同的變化出現在菜單上：蕁麻蔬菜泥，蕁麻湯。我還知道，媽媽和阿姨曾經端上好多種利用蕁麻做成的菜餚。當時，蕁麻是種受人重視的蔬菜。

「蕁麻是一種乾淨的藥草。」魔鬼說，「沒有人會拿它來擦屁股！」賀拉斯[3]與奧維德[4]都曾歌頌蕁麻；希臘自然哲學家伐尼亞[5]用一整卷書的篇幅來讚美它。博克[6]名聲響亮的藥草書就是以蕁麻讚歌開頭的。杜勒[7]讓一位天使用細嫩雙手拿著蕁麻，將它帶往天堂。我們也會說，一位太太只要拿一小捆蕁麻在先生的屁股四周打一打，據說就能提高男性雄風。

我先生說他很慶幸我沒有在他身上試這一套！他覺得把蕁麻籽撒在麵包上享用的想法好多了。

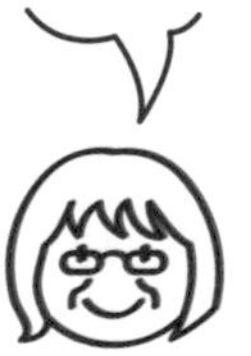

蕁麻的汁液裡包含很多活性物質，例如血清素、組織胺、乙醯膽鹼與甲酸鈉。組織胺會使皮膚的毛細血管擴張，並引發類似發炎反應。在人體中也有乙醯膽鹼，作為神經傳導物質，在蕁麻的毒液裡那就是引發針刺疼痛的元兇。

6｜譯註：Hieronymus Bock(1498~1554)，德國植物學家，其名著為《新草藥志：生長在德意志地區的草藥，其差異、功效與名稱》，一五四六年出版，收錄了近七百種植物。

7｜譯註：Albrecht Dürer（1471~1528），文藝復興時期著名藝術家，版畫家。

蕁麻的細毛會直直刺入真皮層，到達此處的毒液無法由皮膚外面去除，得靠免疫系統慢慢的把毒素消解掉，因此刺痛感還會持續一段長時間，如果有發生腫脹，可能需要幾個鐘頭才能完全消失。順便一提，對付蕁麻引發的燒灼刺痛的解藥就是長葉車前葉的汁液。

早在幾百年前，異株蕁麻就已經是民俗療法中最廣為使用的藥草之一。是所謂的萬用植物，許多毛病都能派上用場。大棵蕁麻的葉子有輕微利尿、止痛及抑制發炎的功效。處理關節炎時也會用到蕁麻。

賓根的賀德佳修女寫道：「如果有人為健忘所苦，那就取來蕁麻，將之搗爛成糊，再添加一點油。每次上床睡覺前，把它用力塗抹在胸口及太陽穴上，如此反覆操作，這人的健忘症就會減輕了。蕁麻的濃烈溫暖及油的暖意能夠刺激緊縮的血管，這些血管在我們清醒的時候有點睡著了。」

以前人們會用蕁麻來淨化血液，如今我們知道，它是用來預防貧血及缺鐵的藥用植物中的翹楚，而且也能增進胰臟、胃、肝、膽的活力。蕁麻煎劑在我們尿道感染及前列腺肥大時能提供協助，也能幫助我們預防腎臟不適。蕁麻能排出尿酸，因此對於痛風及風濕症也能發揮療效。腸胃不適的時候，用新鮮或乾燥的蕁麻泡的茶能發揮助益，這茶飲對於黃疸和痔瘡一樣有幫助。**注意：心臟功能或腎功能不全的人，不該使用蕁麻。**

蕁麻酊劑能發揮和茶飲類似的助益，我們可以用蕁麻葉或是根部來泡製酊劑。塗在髮根上，還能處理掉髮問題，這點還不錯吧，男士們？泡製這款酊劑的方式和其他酊劑一樣（請參閱二二〇頁「酊劑篇」）。

摩擦植物，蕁麻籽便會脫落，可以撒在塗了奶油的麵包上，能幫助疲憊的人找回活力。

Section 3

痔瘡和打鼾

痔瘡不必然是男人才有的問題，不過放在這裡談剛好很合適。甚至我那平常不太「害臊」的奶奶談到痔瘡的時候，還總得用手遮著嘴巴。這種東西我們壓根兒就不想得到！然而，受此苦痛折磨的人數，比我們想像得還多！

什麼是痔瘡呢？

在直腸的最末端有一個由動脈和靜脈組成的網狀組織，形成一個「海綿體」，位於我們肛門括約肌稍微上面一點，與括約肌一起合作把肛門「封起來」。這就是所謂的靜脈叢軟墊，不過只要這個海綿體還沒有向下突出，那對我們就還不構成什麼問題。

不過上大號時，因著長時間或是太強的擠壓動作，就會提高對於痔瘡的壓力，因此它在某個時間點會向前隆起一塊結狀物。很多受便祕之苦的人也會在某個時候患上痔瘡。即使只是長時間坐在馬桶上，也有可能因著壓力而產生痔瘡。有些人是因久坐的生活型態而產生這種病理變化。另一方面，懷孕時也可能因腹腔壓力升高而得到痔瘡。

一個人若有痔瘡問題，大多能從上大號時大腸輕微出血的狀況看出來，肛門附近的皮膚會開始發癢並有灼熱感。是否真的患有痔瘡，或者不適感是由其他因素所導致，這只能由醫師來診斷。不過如果是痔瘡，又還沒有發展到太嚴重的地步，我們的居家藥方還是能夠提供相當好的協助。

奶奶曾告訴我，有一天一位女士來找她，表示說她有「某種奇怪的東西在後頭」（她指的是她的屁股），她聽說我奶奶有一款油膏可能幫得上忙而來。面對這些話，奶奶支支嗚嗚說了些搪塞話，因為在當時，這位女士談的東西真的非常非常不得體。不過因為不知道該怎麼辦才好，最後就找上了我那藥草達人曾祖母了。

後來奶奶也向我透漏了給那位可憐女士使用的油膏的配方，奶奶說：「搞不好有天你也會需要用到這個」底下是我稍微改過的配方，為的是能夠更方便的調製出來：

痔瘡舒緩藥草油膏

蕁麻葉、長葉車前葉、雛菊（Gänseblümchen）、英國橡樹皮及西洋蓍草各一份

按照一七五頁上的說明，用上述的藥草以及甜杏仁油做出浸泡油

隔天過濾後（譯按：應該是使用熱萃法，才能如此快速），再用乳油木果脂拌成油膏裝入罐中。

此款油膏可以視需要隨時塗抹。我的奶奶是用豬油和蜂蠟來製作這款油膏，因為以前甜杏仁油很貴，大部分人根本不會有，乳油木果就更不用談了。

痔瘡護膚油

甜杏仁油	20 ml
荷荷芭油	10 ml
真正薰衣草	2 滴
絲柏	3 滴
玫瑰天竺葵	2 滴
香桃木	2 滴
廣藿香	2 滴

這個配方具有護膚、減緩搔癢、減輕疼痛的功效。可以視需要隨時塗抹在肛門附近。

額外好幫手

用**金縷梅純露**或是**英國橡樹皮煎劑**來做沖洗劑，對於痔瘡也有幫助。這兩樣都帶有收斂的功效，因為植物內含單寧酸。

聖約翰草敷包可做為替代方案。聖約翰草花加了水之後會成為一種糊糊的東西，這時將它塗在棉布巾上（Mulltuch）並包折起來。將這小布包充分壓乾，然後以冰涼的狀態（在使用前或許可以短暫放在冰箱裡）放在疼痛部位。

患痔瘡時，清潔也相當重要！您可以用下面這款自製濕紙巾保養您的臀部。

痔瘡保養濕紙巾

- 蘆薈膠……1湯匙
- 薰衣草浸泡油……50 ml
- 玫瑰純露……2湯匙
- 玫瑰天竺葵……3滴
- 真正薰衣草……2滴
- 絲柏……3滴

準備一捲圓筒式衛生紙，把紙捲筒從中間抽出來，把材料充分混合後，全部淋在紙巾上，幾分鐘後等紙巾吸飽後，裝入乾淨可蓋緊的紙巾容器中即可。

打鼾

不是只有男人才打鼾，女士們也會。這對伴侶來說可不是什麼開心事！有時候非得動用耳塞或是分房睡不可。不過早在這樣做以前，或許我們應該要先試試各種不同的居家藥方。

打鼾的背後可能有多種成因，連打鼾的音量也是。基本上，鼾聲是從咽喉部位發出的。舉例來說，如果一個人有鼻中膈彎曲、息肉、扁桃腺腫大、鼻炎或是鼻竇炎，那麼大多注定會打鼾。睡覺時採取平躺的姿勢也會促發打鼾，酒精、尼古丁、齒列咬合不正、黏膜腫脹如過敏的時候也會引起打鼾。

不過，打鼾也可能是一種疾病，我們稱為「呼吸中止症的打鼾」，這時候咽喉區暫時性的完全封閉，因此發生了呼吸中止，氧氣供應降低，因而在腦部引發了清醒反應，讓人撐過呼吸中止而活下去。這種病理式打鼾症須交由醫生治療！

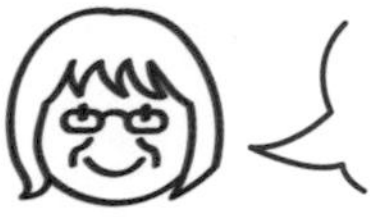

我們也可以學我先生偏好的做法：他自己準備了一顆一般大小的枕頭，塞滿瑞士石松刨花，只用這顆枕頭睡覺。這很值得一試，因為當他不是正躺的時候，就完全不會打呼了。

這裡我想討論一下「單純打鼾」，談談我們能做些什麼來應對。當您注意到自己喝完酒後有比平常打呼更頻繁、更久的情況，那麼對治的措施就很直截了當：上床睡覺前少喝點酒！同樣，晚餐吃得太多、難消化，也會促發打鼾。

遺憾的是，這些單純打鼾也不是完全無害。不過有個方法幾乎都能奏效，那就睡在一顆塞滿瑞士石松刨花木屑的小枕頭上。別擔心，它很緊實，而且不會扎人！石松的刨花木屑又軟又輕薄，我們把它塞滿小枕頭，再用裝入一般的枕頭套即可。

這裡有個能消解黏液與安撫鎮定的擴香配方，當然也可以把這配方做成噴霧。儘管無法完全排除惱人的打鼾問題，但或許能帶來一點幫助：

安撫打鼾擴香

- 瑞士石松……3滴
- 血橙……4滴
- 真正薰衣草……2滴
- 絲柏……3滴

在小瓶內混合均勻，每次取用兩滴在擴香燈上，或是滴入一個盛著水的容器裡，放在冬天用的暖氣裝置上。

打鼾噴霧

上面的配方也可以做成噴霧，做法真的很簡單：只要準備一個一百毫升的噴瓶，在裡頭加入十毫升伏特加或是穀物烈酒，再添入兩倍的打鼾擴香精油，最後灌滿蒸餾水，旋好瓶蓋就完成啦！

當一個人在打鼾時，摀住他的鼻子是沒什麼用的，很可惜！搖醒打呼者就算有幫助，效果也很短暫，幾分鐘後，這場「交響樂」就會繼續。

瑞士石松 Pinus cembra

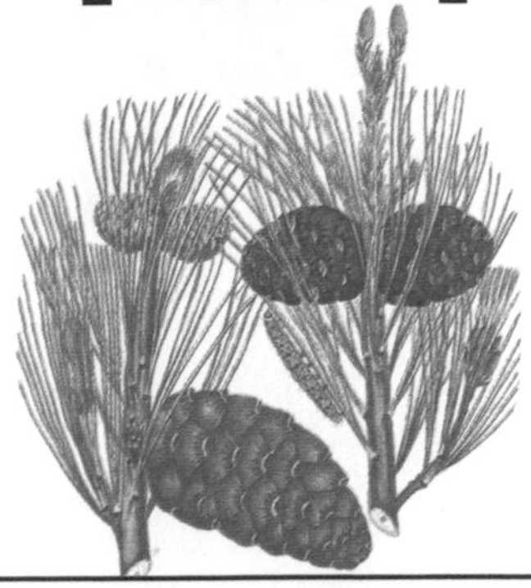

很久以前人們就知道瑞士石松具備安撫鎮定及助眠的效果。研究發現，如果睡在石松木做成的床或枕頭上，每日心跳的頻率會減少大約三千五百下，這樣的心律減幅能夠讓身體更好更快速的復原，特別在睡眠中。

一般民眾又把瑞士石松（Zirbelkiefer）稱作Arve。散佈在我們奧地利的阿爾卑斯山地區和南提洛爾（Tirol），長勢緩慢但堅韌不屈。石松歷經各種氣候與風暴也不會彎曲，筆直而自信的向上生長[8]！瑞士石松生長的海拔高度甚至可以超過兩千公尺，從那裡向下俯瞰，一切的問題都顯得渺小細微，就像山谷裡的汽車和房子，微小如螞蟻！當我們將瑞士石松帶回家中，這香氣也會帶給我們同樣的效果。

8 一作者註：請參閱我的作品《植物密碼》，Freya 出版，二〇一八。

Section 4

壓力與過勞症候群

如何抗壓？

壓力這個概念實際上源自於地質學，指的是地層活動時施加在岩層的單面擠壓力，而奧地利暨加拿大籍的學者漢斯・謝耶（Hans Selye）將此概念引入心理學當中，用以描述人類和動物對於負擔勞累的反應。

壓力會引發頭痛；焦慮會使心跳加快；憤怒會壓抑我們的胃。我們的感受會對身體施加不可忽視的影響，而不佳的身體情況也會連帶拖累我們心靈的健康狀況。如果患者能夠意識到那侵襲自己的緊張心情，並且能夠在情緒上將它表達出來，頭部或身體的疼痛就有可能會突然消失。

如今我們會區分惡性壓力（Distress）即負面壓力，與良性壓力（Eustress）正向壓力。不過，無論是惡性或良性應激，壓力一開始在我們身體所引發的東西都是一樣的。當壓力持續太長時間，給我們的感受都會是負面的，而且能大大損害我們的身體運作。當我們面臨的一切超過了自己的能力，當我們感覺有個狀況是自己完全無法掌控的，壓力便由此而生。

為了能克服壓力處境，我設計了幾個配方，能幫助我們更輕易地消除自身的壓力。

舒壓泡澡香氣

小花茉莉……1滴
檀香……1滴
依蘭……1滴
佛手柑……5滴

將精油配方拌入牛奶或蜂蜜，再乳化在泡澡水裡，水溫大約攝氏三十八度。

溫柔放鬆按摩油

甜杏仁油……50ml
大西洋雪松……6滴
大馬士革玫瑰（10%已稀釋於荷荷芭油）……3滴
血橙……4滴
真正薰衣草……3滴
依蘭……1滴
岩蘭草……1滴

在深色玻璃瓶中混合均勻後存放在遮光且不高於室溫的環境下，這款按摩油能保存大約六個月。這個能使夜晚充滿樂趣的配方，讓親密情意呵護您。

壓力型偏頭痛

頭又痛起來了！而且連耳朵周圍也很痛！真倒楣，它可來得正是時候！那現在誰要補我的工作呢？有時候頭痛也會因心理負載過大，或是工作量太大而產生。就我們所知，未曾受過頭痛之苦的人寥寥可數，大約有八成的人都曾短時間頭痛過。

偏頭痛或頭痛通常與腦部損傷無關，大多數時候頭痛真的是無害的，儘管它會對於我們的生活品質造成巨大的減損。

偏頭痛之外還有一種由肩頸部緊繃而引發的頭痛。大部分的偏頭痛是單邊的頭痛，常常由壓力、焦慮、憂鬱、還有睡不好、荷爾蒙起伏不定等等因素所引發，犯這種頭疼會把我們的生活全打亂！偏頭痛或一般頭痛時，天然的藥劑能幫得上忙嗎？可以，它們辦得到！而且還有一系列的辦法。

小白菊／夏白菊
Tanacetum parthenium

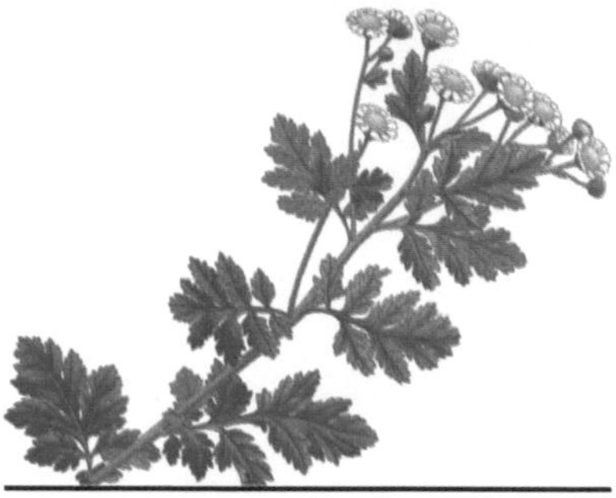

這個外觀貌似洋甘菊的藥草的一小片葉子就能減緩頭痛。我的花園裡幾乎每個花床都有小白菊的身影，這植物會自己繁衍擴散，整個夏季時光我都能開心觀賞。這也自然的勾起了我的研究精神，我便用小白菊製作了各種不同的產品，進而認識它們的寶貴之處。

小白菊在民俗療法裡有著穩固的地位，其主要的內含物質是所謂的倍半萜內酯和精油，能發揮抗發炎和消解痙攣的功效。早在古代小白菊就因其功效而為人所知，而且主要用來處理婦科不適，據說這也是其德文名稱的由來[9]。

小白菊酊劑

泡製酊劑真的很簡單，只要準備滿滿一把小白菊花朵。我喜歡把採收下來的花朵先放在托盤上幾個小時，好讓一些困在花朵裡頭的小昆蟲能趕快逃命，然後把花放進一只旋蓋玻璃瓶裡，注入三十八度左右的穀物烈酒或伏特

9 — 譯註：小白菊的德文名是Mutterkraut，字面意思就是母親藥草。

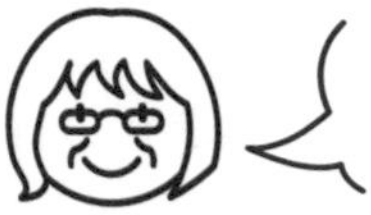

喜歡的話，也可將小白菊混合薰衣草花一起沖泡。味道很好，也很有效！

加，旋緊蓋口後放在一個溫暖但不要陽光直射的地方，浸泡大約六週。

每天我都會把這罐正在泡製的酊劑好好搖一搖，這樣做植物的內含物質才能溶解的更多。六週後就可以過濾，並裝入深色瓶裡。我很喜歡這些酊劑的顏色，所以我破例把他們裝在透明的玻璃藥罐裡，不過這些藥罐還是存放在幽暗的櫥櫃裡。

頭痛或偏頭痛時，可以一點一點慢慢服用小白菊酊劑，每次最多一茶匙量，每日最多兩到三次，很快就會見效。

小白菊茶

準備一尖匙咖啡匙的乾燥小白菊花，注入兩百五十毫升的熱水，浸泡大約十分鐘，過濾後即可飲用。每日兩到三次，每次一杯。小白菊茶也可以預防偏頭痛發作。

最後還可以蒸餾小白菊，得到帶著舒服香氣的純露。當天氣變化莫測的時候，我喜歡把這款純露當噴霧使用，因為我對於天氣變化很敏感，小白菊純露這時甚至可以讓頭痛完全不會發作。

還有什麼能派上用場呢？

偏頭痛時，您也可以用這種美妙的方式使用檸檬精油：在手掌心滴兩滴檸檬精油，勻開，先放在面前深呼吸！多清新啊！之後，用芬芳的雙掌從額頭、沿髮根向後頸滑撫，現在一隻手掌放在後頸，另一隻貼在額頭上，閉上雙眼一兩分鐘。重複整個流程三到四次，您會感覺到頭部開始越來越舒服！而這個方法真的超簡單！

要對付頭痛，常常也會推薦胡椒薄荷精油，滴一滴在紙巾上嗅聞即可，不過效果雖然神奇，但請勿太靠近雙眼四周，會過度刺激眼睛，這樣鐵定會流淚的！

有效的預防偏頭痛

如果會定期偏頭痛，那麼拔罐也會是很有幫助的預防措施。您的按摩師或物理治療師或許能夠幫您實施拔罐。拔罐的時候拔罐器要放在肩頸區的特定位置，會在這些部位造成輕微瘀血，以這樣的方式提高血液循環。如果有及時使用拔罐法，也就是在你偏頭痛定期的發作時間以前，偏頭痛的強度會隨著時間越來越輕微，到後來完全不會發作。

可惜我們無法幫自己拔罐，因為拔罐器必須要放在非常精確的位置才行。

除了上述方法之外，犯偏頭痛時也能運用肌內效貼布（Kinesiotapes）來改善狀況，您所信任的治療師也一定能給您相關的協助。

我們自己還能做些什麼？還有一種做法是運用冷水手臂浴，克奈普神父在當時就已經推薦偏頭痛的人這麼做了。將前臂泡進冷水裡幾分鐘，再來把手好好擦乾，這樣同樣可以提高血液循環。

還有散散步呼吸新鮮空氣當然也是一個方法，但是這不一定能幫上忙，特別是外頭風大的時候，這時候去散步可能會讓偏頭痛更糟糕！

柳樹皮茶飲

早在幾百年前，柳樹皮（紫柳和白柳）就已經是最重要的民俗藥劑之一。希波克拉底描述過它減緩疼痛的特效。柳樹皮是廣為人知的止痛劑和退燒劑。

請到藥局或是天然保健品商店購買柳樹皮茶飲材料！

急性發作時，每天大概喝三次柳樹皮茶，每次一杯，這真的很有幫助。一杯茶請用一平匙咖啡匙的柳樹皮來沖泡，倒入熱水後，浸泡五到十分鐘。泡越久單寧酸也溶解的越多，茶的味道就越苦！所以，別泡太久！**請注意，如果您對水楊酸過敏，那就不建議服用這款茶！**

過勞症候群到底是什麼？

人們總是很喜歡用「過勞」這個字，而如今確實有相當多的人受害。我想來探討一下為何會如此。感到筋疲力盡的人，得要先盡情燃燒，他們首先要對自己的任務充滿熱血，並過度燃燒自己。過勞早已不單單是「助人工作者的壓力症候群」，甚至在二十年前過勞再次成為眾人話題的時候，就已經完全不是這樣了。

到處都有人在談這個過勞症候群，這段時間人們也認識了它對健康的嚴重危害。

過勞症候群是一種深沉的紊亂，影響了壓力荷爾蒙及神經傳導物質的製造，是長期持續的壓力超載。一方面，體內荷爾蒙含量的生理調節機制崩潰了；另一方面，身體產生了一種持續性的發炎狀態。荷爾蒙及神經傳導物質的二十四小時循環不再順暢。通常在夜裡製造出來以供給日間活動所需的可體松，現在卡住了；褪黑激素的生成也受到妨礙；正腎上腺素會直接刺激發炎反應，此激素的升高導致身體越來越容易發炎。長時間持續的壓力負載可能會導致荷爾蒙的生產活動停頓，而缺乏可體松可能會讓身體更容易發炎。

荷爾蒙與神經傳導物質的缺乏，可以用普遍有效的方式來確認。這解釋了疲乏、毫無動力背後的原因。不過，不是每個人都會因著持續性的壓力而導致過勞，基因也是其中重要的因素。

對很多人而言，在今日的環境裡，想要排除壓力、自我放鬆、深深呼吸、找到內在平靜等等都是很困難的事。我們為「自己」的事業「燃燒能量」，永不間斷地處在工作中，一直到某天，我們真的已經燃燒殆盡、再也無法走下去了。如今身體發出響亮的信號說：我完全枯竭了。

當您感到全然枯竭時，一定要去尋求專業的協助！

除此之外，我們當然還能、也應該主動做一些對自己有益的事。休息很重要，但我認為僅是休息還是太少。舉例來說，畫畫就能幫助我們抵擋因過勞而產生的內在空虛感。不過，其他具有創造性的活動也很重要，例如書寫常常也很有用。

我們也能藉由擴香配方給予自己支持的力量，不過這擴香的劑量一定要輕。這用一台薰香設備就能完美搞定，香氣會作用在我們的自主神經系統，能讓呼吸更加深沉、或更和緩；香氣也能調節心跳頻率，促進或刺激我們的消化系統。這都意味著，香氣也能幫助處於過勞的人再次走出身心低谷。

至於當下哪個香氣配方適合您，最好自己挑選。不過在此我想介紹一些普遍適用的配方，每個配方至少可以使用五次。以下這點也是全體適用，在一個五毫升的小瓶子裡將各個精油混合，每次使用時最多只取三到四滴配方油到薰香燈上或擴香器具裡。這樣就夠了！薰香設備每次也請運轉大約半小時就好。

內在平靜香氣

真正薰衣草 …… 5滴
依蘭 …… 2滴
甜橙 …… 14滴
大馬士革玫瑰 …… 3滴

身心平衡，悠然自適擴香

大西洋雪松……10滴
真正薰衣草……5滴
花梨木……4滴
紅桔……5滴
依蘭……2滴

一起進來我的柑橘花園吧

檸檬……5滴
葡萄柚……3滴
佛手柑……4滴
千葉玫瑰／小花茉莉……1滴
檀香……2滴
暹羅安息香……5滴

配方專區還可以找到更多配方！一杯好茶同樣很也有幫助，在配方專區同樣也可以找到很多茶飲建議。

有沒有嚐過賀德佳修女傳下來的幸福餅乾呢？以下是這款餅乾的正確配方，這是我是從友人Heidi那裡取得的，對此我滿懷感激。

賀德佳的幸福餅乾

丁可小麥麵粉	750公克
奶油	200公克
蛋	2顆
蜂蜜	150公克
鹽	少許
肉豆蔻粉	20公克
肉桂粉	20公克
丁香粉	20公克
切細碎的堅果杏仁	5公克
水	幾茶匙

將這些材料做成鬆軟的麵團，靜置半小時

↓

將這麵團用模具隨喜好壓出小餅乾或是手揉成小圓餅

↓

在預熱過的烤箱裡用攝氏一百八十度烤五到十分鐘（有熱風扇的烤箱一百七十度就夠了）

↓

裝在金屬餅乾盒裡，這些餅乾能保鮮好幾週

請注意：享用這款美味小零嘴時，請一天最多吃六片，而且兩片之間要間隔一段時間。理由是成份裡含有肉豆蔻，連續攝食可能會對人體有害。孩子每日建議用量：最多三片。

丁香
Syzygium aromaticum
Gewürznelke

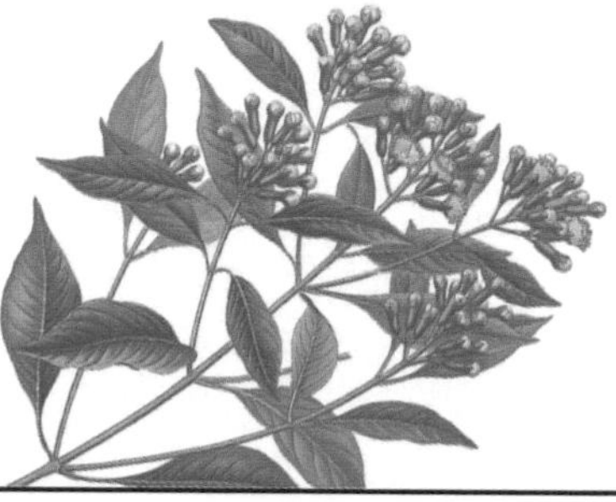

早在很久很久以前丁香樹就為人所熟知，有資料顯示，距今兩千五百年前的中國就已經有丁香貿易，當時的人們用來烹調、增添房間的香氣、也用來薰香以驅逐邪靈。丁香同時也是對付煩人蚊蟲和遮掩口臭的好東西。

西方中世紀早期，丁香的價格可媲美黃金，也因此引發了香料戰爭。當時的醫生會在嘴裡塞一些丁香，以防瘟疫傳染。賀德佳修女建議在頭痛及水腫的時候使用丁香。十三世紀以後，丁香已經是眾人皆知的修道院常備藥品之一。

丁香樹屬桃金孃科植物，這種常綠喬木可長至二十公尺高，是種相當敏感纖細的植物。丁香花苞得手工採收，摘採時淡紅色的花苞還緊閉著。每一棵樹估計可採收四十公斤的花苞，但乾燥後的花苞會減少四分之三的重量。每個人都認得這些像小釘子一樣的乾燥花苞。中世紀的人把這種香料稱作「negellin」，如今「丁香（Nelke）」這個名字也就是由此而來。（石竹屬植物（Dianthus）正是因為它的香氣與丁香花相當類似，而得此名[10]）

丁香精油能刺激腦部，讓人維持專注力。在長時間的耗神工作或是腦力不濟時，那增強專注力的效果令人格外讚賞。丁香對於「內心寒冷」也能派上用場，傳遞一種幸福安適感。丁香也有激發性慾的功能。**注意：此精油請使用極低劑量！**

10 — 譯註：石竹科的德文名是Nelkengewächse，而石竹屬的德文名即是Nelken，石竹屬的植物都稱為某某Nelke，如Alpen-Nelke, Sandnelke, Bartnelke等等。

抗疲勞憂鬱藥草足浴包

將乾燥迷迭香、一小塊薑及乾燥薰衣草花混合，裝進一個小袋子裡（這時候一支舊襪子就十分好用）做成足浴包

↓

將足浴包放入泡腳盆內，倒入熱水

↓

待水溫降到大約攝氏三十五度，將雙腳浸泡其中大約十到十五分鐘

泡腳這個方法能運用在許多不適症狀，泡個腳總是讓人那麼舒服！我們可以用這個藥草配方來一次格外舒適的泡腳經驗。

之後將腳仔細擦乾，再塗上下面這款足部保養油：

足浴後保養油

聖約翰草浸泡油	30 ml
葡萄柚	5 滴
杜松漿果	1 滴
荳蔻	1 滴
穗甘松	1 滴

混合以上材料後，少量塗抹足部進行按摩即可。

增進專注力藥草飲

如果您想要提升專注力，好能走出這段低潮，那綠茶就格外合適。我們也能用一點自家花園的香草來讓綠茶風味更細緻，為此我選用幾片小小的香蜂草葉，一點迷迭香還有玫瑰果。將三樣材料等量混合，注入熱水，浸泡十分鐘後過濾，小口啜飲。

「我們不能把病人的頭砍掉來治療他的頭痛。」

——馬力歐・巴爾加斯・尤薩（Mario Vargas Llosa）

Man kann Kopfschmerzen
nicht dadurch heilen,
dass man den Kranken enthauptet.

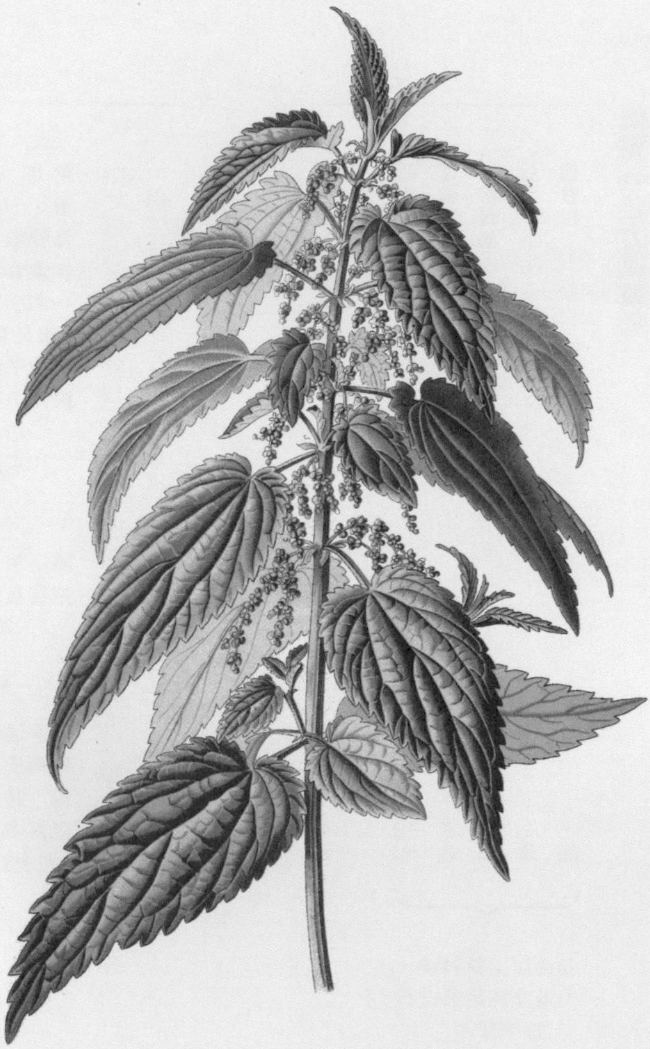

Chapter 5

跟著季節養身心

Section 1
春天來了百木抽芽！

Section 2
典型夏季煩憂

Section 3
秋天與冬日強化免疫

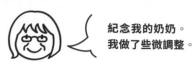

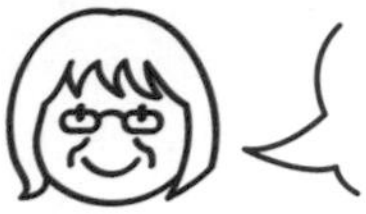

Section 1

春天來了 百木抽芽！

到了春天，到處都會聽到有人在談如何啟動人體本身的力量，張口閉口都是運動和特殊飲食。當我們不管怎樣都無法克服自身的「重量」，無法戰勝內在的懶散，更無法為自己做些什麼的時候，這就是疲倦。就算勉強自己一次，走出家門到外面呼吸新鮮空氣，讓身體接受大多是相當不熟悉的鍛鍊，當肌肉痠痛一出現，那股熱情常常很快也就消失了。

這種時候，特定目標的按摩法可能能夠拉你一把，特別是那些運用天然精油及初榨植物油的按摩。使用符合此目的的精油來泡澡，也能給予身體支持。不過，這兩種方法能做到的遠遠不只這些，按摩和泡澡也能幫助我們的身體排毒（以及減重）。

春季排毒就是我們的關鍵字。「排毒的過程肯定是要採取特殊飲食，是吧！」「排毒真真累人！」「是不是一定要計算卡路里啊？」，每當我開始談到春季排毒療程的時候，就會一再出現諸如此類的對話。我能保證，這事沒那麼複雜，否則我自己才不會去做咧。我都用一些簡單的方法來進行！

我們就直接從一款超棒的藥草茶配方開始吧！

排毒藥草飲

奶奶牌淨化排毒藥草飲

蘋果皮、接骨木葉和錦葵葉取等份量摻合。一尖茶匙的配方藥草用一杯滾燙熱水沖泡，浸泡五到十分鐘，過濾後加一滴蜂蜜增甜。

接骨木葉帶有淨化血液及排毒的功效，錦葵葉能適度調節腸道活動，而蘋果皮同樣也有淨化的功能。配方裡的蜂蜜主要的功用是溫和激勵腸道肌肉。根據我奶奶的配方，這個配方還能再添補上嫩黑莓葉。

不過我自己偏好的春季淨化茶飲其實超級簡單，就是：

蕁麻葉藥草飲

一年到頭都有蕁麻，春天時當然也是。為了準備這款茶，我都是摘採嫩葉，因為風味最佳。這款茶兼具排水和淨化的功效。如果喜歡，也可以額外添加蕁麻根，不過不一定要，使用根部的茶飲味道會「更苦」一點。

肝膽敷布按摩油

荷荷芭油……10 ml
永久花或野洋甘菊（Ormensis mixta）……1滴
馬鞭草酮迷迭香／胡蘿蔔籽……2滴

將上述配方均勻混合後，塗抹在上腹部

再將小毛巾浸在熱水裡（小心燙！）後放置在肝膽區附近

用乾的浴巾固定住小毛巾，最好是環繞包裹整個腹部

再放上暖水袋，躺在溫暖被窩裡或是舒適的躺椅上放鬆二十分鐘左右

我們的身體能藉由肝敷布得到支持，療程結束後，身體簡直太舒暢啦！來試一下吧！

當我們的身體舒適了之後，自然也可以稍微注意自己的營養，並在春天這個時節攝取特別豐富的新鮮香藥草。盡可能從自家花園或陽台採收，或是到自由獵場裡採集。喝**春日藥草湯**可以給自己帶來許多益處，全家人也能同時受惠！

另一款替代湯品是**神奇藥草湯**，同樣對身體很有幫助，而且美味極啦！這兩款湯的材料清單可以在二三〇頁找到。

西洋菜
Nasturtium officinale
Brunnenkresse

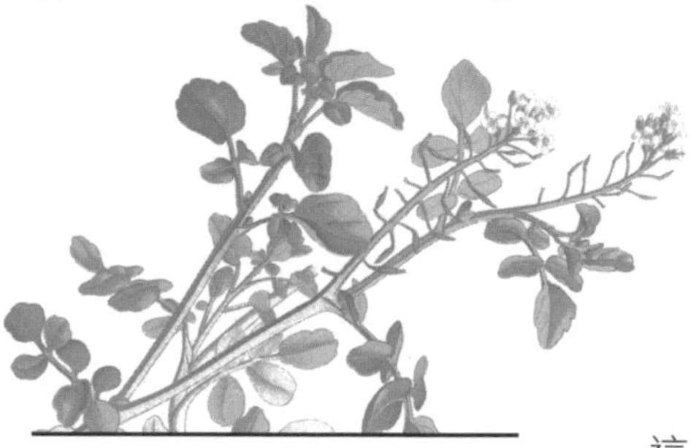

西洋菜在春天時節的淨化血液療程中也有一席之地。它是十字花科植物，因著內含的苦味物質和芥子油糖苷而有非常好的促進消化效果。您能在野外和乾淨、流動的水域如水泉旁或小溪裡找到西洋菜，摘採時請注意這條小溪有沒有流過牛隻或羊群的牧場，因為這會讓植物有機會受到肝吸蟲的侵害[1]。

我們可以把西洋菜撒在沙拉上，也能用來製作醬汁，適合搭配紅肉和香草絞肉圓餅（Laibchen）。

樺樹療程

您喜歡樺樹嗎？我超喜歡！恰好在春天樺樹能在很多方面給予我們支持，強化我們的免疫系統！人們主要是憑著那很有特色的樹幹而認出樺樹，樹幹包著一層白色，質感如紙一般的樹皮。那不全是白的，在外層樹皮剝落的地方，底下黑色的一層就會顯露出來。樺樹樹枝相當柔韌，而那青綠色、

1 作者註：請參閱 Siegrid Hirsch 與 Felix Grünberger 合著的《自家花園的香藥草》，Freya 出版。

帶著小鋸齒的美麗葉片會隨著陣陣微風不斷搖動。

在中歐的樺樹品種主要是垂枝樺（Betula pendula）或毛樺（Betula pubescens），不過不論您找到的是哪種樺樹，在樺樹療程裡的功效都是一樣的。

樺樹汁

春天時樺樹樹幹形成層內的汁液會日漸充沛，大約是在表層下方一到三公分處。從三月到四月，依天氣而有所不同，我們可以用相當簡單的方法來「採收」樺樹汁：只要用一把手動鑽子小心地在樹幹上鑽一個小洞，深度不要超過兩公分！在洞裡插進一根粗麥稈或小玻璃管，管口下方舉著一個容器來接取樺樹流出的液體。有些聰明人會自製一種專用的固定裝置，或是在樹下放一個寬踏面的樓梯，這樣就不用自己舉著容器了。

每棵樹請勿汲取超過兩公升的汁液，否則樹木會因此而受傷！取完樹汁後，您還必須用接枝用蠟（Baumwachs）將孔洞仔細封好，這種蠟您可以在園藝專用店買到。

樺樹汁液放在冰箱裡可以保存超過一個星期。做樺樹療程時應每日飲用三小玻璃杯樺木汁。如果要喝起來更對味，也可以加一點檸檬汁或是柳橙汁來增添風味。我自己是覺得原汁已經很香甜了！

我們的春季療程也會運用樺樹的嫩葉和嫩芽。裡頭富含苦味物質和單寧酸，還有礦物質及維生素C。嚴格來說，所有我們在春天裡所需要的、為了能好好強化身體以面對新一年挑戰的物質，樺樹都有！

從樺木的葉子也能蒸餾出一款超棒的純露，我在保養頭髮時特別喜歡使用。有頭皮屑或是掉髮困擾時，特別適合運用這款純露。在本書第六章能找到我最愛的樺木純露洗髮精的配方[2]。

花粉症

哈～～～啾！！！馬上又來一次！當花粉飛揚，許多人就開始猛烈的打噴嚏。

為什麼會得花粉症？這個問題我一再地問自己，我一直以來都沒有受花粉症之苦，不過我有個兒子每年必犯。整個鼻子紅紅的，鼻涕、眼淚流個不停，支氣管被痰堵住了。

花粉症（季節性過敏性鼻炎）是一種過敏症，是因身體對於某種特定花粉的過度敏感而產生的。花粉在空中飛揚，進入鼻孔，這些微小顆粒在這裡引發了過敏反應，也就是身體的過度反應，體內會釋放組織胺和類似的物質，這些就會引發花粉症。

恰恰在春天和夏初，特別多種富含花粉的植物會開花，例如樺樹，赤楊木、歐洲榛樹，還有蒲公英也是。緊隨而來的是青草開花。

另外，花粉症也有可能由居家塵蟎引發。真惱人！不過請您放心，不是每次打噴嚏都花粉症的徵兆！伴隨花粉症而來的不只是打噴嚏、流鼻水還有鼻塞，大部分的人也會有惱人的搔癢感，結膜炎、被痰堵塞的支氣管以及喉嚨發癢想咳嗽，也是常見的症狀。

2 ─作者註：可以參考我的《純露：植物水的溫和療癒力》，Freya 出版，二〇一二。

我的祖母都會建議我們用鹽水沖洗鼻腔。以前使用這個方法總是有點麻煩，因為我們必須用針筒「抽取」鹽水。當然也可以用滴管把鹽水滴入鼻子裡。今日您可以在藥局買到鹽水噴劑，這讓事情簡單了一點。不論如何，用完之後都肯定會感覺好多了！

對此我們能做些什麼呢？首先，合理的第一步是去找出哪些東西會引發您的花粉症，這點由一位好醫生借助一次簡單的過敏測試就能確認。

知道了是什麼讓您產生花粉症反應之後，也可以運用一款簡單的空間噴霧來輔助自己的身體對抗花粉症：

抗花粉症空間噴霧

酒精（穀物烈酒或伏特加）	**10 ml**
大西洋雪松	**5 滴**
香桃木	**11 滴**
卡奴卡	**4 滴**
香蜂草純露	**90 ml**

準備一百毫升容量的噴瓶，先將精油與酒精加入噴瓶中，再灌入純露搖勻，有需要時在身體四周噴灑。

抗花粉症吸入法

蒸氣吸入法也能帶來很好的幫助，可以先將兩滴白千層精油溶在鹽裡，再放入熱水中混合，吸入熱呼呼的水蒸氣，可以讓因著花粉症而塞住的鼻子再次暢通！甜茴香精油或蒔蘿（Dille）精油也可以用於水蒸氣吸入法。通常十分鐘就足以讓人感到效果！

若您的眼睛也同時受花粉症影響，那麼**玫瑰純露沖洗法**一定能發揮助益！**請注意純露的品質：玫瑰純露裡不該含有酒精或防腐劑，否則會讓眼睛的燒灼感更嚴重！**

小米草
Euphrasia rostkoviana

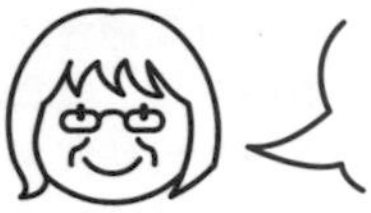

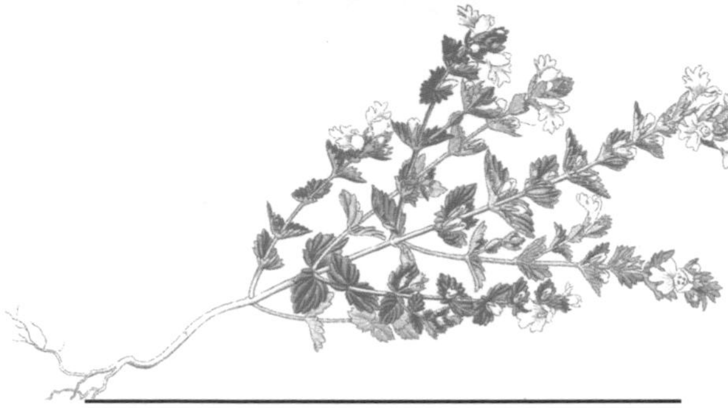

小米草敷料（Kompresse）

一塊小米草敷料就能帶來相當大的益處，要做這款敷料，您要準備藥草茶湯：一茶匙藥草配上半公升的水，最多浸泡十分鐘，並用細緻的濾網過濾（例如濾茶紙袋）。藥草茶湯裡不該有任何懸浮物！接著我們將一個棉花球浸在茶湯裡，再將棉球放在受苦的眼睛上。

感覺很舒服！喜歡使用洗眼器（Augenbadewanne）的人也可以搭配此款藥草茶湯使用，我自己對於使用這個東西有點笨手笨腳的。

小米草屬於玄參科家族，也是一種半寄生植物。在法國，人們稱之為「眼鏡摧毀者（casse-lunette）」。在貧瘠的草地上比較容易找到小米草，這種小植物也喜愛生長在沼澤草地。在一四八五年出版的《健康園圃》一書中首次提及小米草可作為對付眼睛疾患的植物。採收小米草的最佳時節是七月，因為那時候內含成分的效果最強。

在奧地利這邊，小米草會在七月至十月之間開花，而早在我曾祖母的配方小冊裡就已經建議使用小米草茶來製作眼睛敷料了。其活性物質主要是單寧酸和環烯醚萜苷（如桃葉珊瑚苷），不過類黃酮和香豆素對於結膜炎或針眼等疾病也很有益處。偏頭痛或失眠時，小米草同樣能派上用場。

小米草冷泡法

按照曾祖母Karoline的說法，患結膜炎時，我們最好是用冷泡法來做出小米草茶湯：兩茶匙乾燥的小米草搭配一杯水，倒入長柄小鍋裡泡半小時後，煮開稍微滾一下，再浸泡十分鐘。過濾後，用這款煎劑做成敷料使用。

感到春天疲倦？我有辦法！

外頭真是美極了！陽光明媚，鳥鳴處處，百花開始綻放……只不過，我抱著疲憊的身軀呆坐家裡，不想出門，總覺得睡個覺也比外出強多了。

我到底怎麼了？該不會是病了？希望不要啊！

不，別擔心！是身體組織還設定在冬眠狀態，所以我們來喚醒它吧！嚴格來說，只需要在新鮮空氣裡做一點運動就夠了！因此，去花園或者公園走走，繞灌木叢一圈吧！利用休假日去大自然裡來趟短程郊遊。我們要的是氧氣，還有更重要的是讓溫和的日照輕撫我們的皮膚，這很有益處！

我們還可以做些什麼來讓身體啟動呢？

這時候身體需要很多維生素才能在春天也神清氣爽，其中之一是維生素E，這項維生素主要的來源是堅果，蛋和全麥食品。能讓我們的新陳代謝正常的動起來！

還有，喝水也能啟動體液循環喔！別像以往一樣用一杯咖啡展開新的一天，改用清水。我已經嘗試了一段時間了，我喝的水裡還會拌入一咖啡匙蘋果醋，這讓我清醒過來，而且還能幫身體排毒！

如果說您也有早晨提不起精神的狀況，那麼我向您推薦：

聞香小瓶

只要準備一個五毫升的小瓶子，一支小滾珠瓶也可以。加入五毫升荷荷芭油，再滴入三到四滴桉油醇迷迭香或馬鞭草酮迷迭香精油。

把這個聞香小瓶放在床頭櫃，起床之後馬上滴一滴在手掌心，勻開後，雙掌置於鼻子前深深吸氣！早安！

本書第六章還有更多擴香配方，其中也有處理春天疲倦的配方。使用薰香燈時請用純精油，每次三到四滴配方精油；滾珠瓶的話也是滴入三到四滴配方精油，再添滿荷荷芭油。

熊蔥
Allium ursinum
Bärlauch

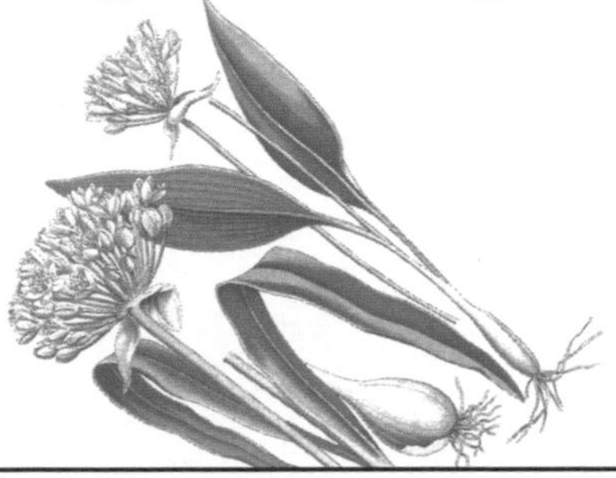

當我和姊妹們還是孩子的時候，春天對我們來說還有另一層魅力：我們終於可以把陪伴我們度過整個冬天的粗糙刺人羊毛襪換成及膝長襪啦！就算那時候街上還吹著涼風，春天總算是來了！

這段歡快、明亮、透氣的時節通常由一句話揭開序幕：「孩子們，熊蔥發芽囉！要帶你們去森林裡摘熊蔥囉！」這整個過程就像一次探險：我們會先搭輕軌電車到洛道區（Rodaun），再徒步穿越佩西陶德朵夫草原（Perchtoldsdorfer Heide）進入維也納森林區。媽媽、爸爸、阿姨、姨丈和一群孩子，每個人都背著背包和裝備。不過那裡不只有我們，還有一大群人也正在往森林的路上。

那裡不是只有熊蔥而已！除了雪花蓮、獐耳細辛和叢林銀蓮花之外，在森林邊緣處，側金盞花也盛開著。不過我們是專為熊蔥而來的！熊蔥是大蒜的一種「野生」近親。打從還是孩子的時候我們就學會了不要把它和其他植物搞混，例如秋水仙葉或是鈴蘭葉。熊蔥偏好有遮陰、富含腐植質的闊葉林地，因此喜歡生長在河谷草地或是小溪旁，常常伴隨著叢林銀蓮花、獐耳細辛、紫菫和其他類似的植物。我們應該在熊蔥開花前摘採，那時候的氣味帶著一種美妙的「蒜味」—

儘管如此，熊蔥花和其球莖也各有其愛好者。不過我們的春天遠足只帶走它的葉子。我們很喜歡這項任務，因為用這葉子可以做出美味佳餚！帶著濃郁典型大蒜香氣的熊蔥也能幫助我們驅散春天時的疲倦感！要自行去摘採的話，最好是當您非常熟悉這個植物之後再去！相信我，沒有什麼比熊蔥青醬或奶奶的熊蔥湯（參見第六章）更加細緻的美食了！順便一提，您也可以在每週一次的市集裡或是蔬菜販那裡買到熊蔥。

我們也不該忘記香菫菜[3]，別名紫羅蘭。儘管不一定是用它來對付春季疲倦感，但對於健康很好。可惜我們越來越難找到芳香香菫菜了，香菫菜原精聞起來跟我們想像的味道相當不同，雖然它有美妙的青綠與森林氣息，但很不像是紫羅蘭的氣味。

儘管氣味如此，不過香菫菜原精在春天很有幫助，功效包含平衡身心，讓情緒明朗起來，微微降低血壓，並能安撫鎮定神經！

3 — 譯註：也稱為紫羅蘭或甜紫羅蘭。

春日之扇擴香

香菫菜原精……4滴
佛手柑……4滴
花梨木……2滴
鷹爪豆原精……3滴

從配方裡取兩到三滴至薰香燈上。如果很喜歡這個香氣，可以用此配方混合五毫升荷荷芭油調製成精油香水，裝在滾珠瓶裡使用。

「千里之行，始於足下」——《道德經》

我們一輩子都由雙腳來乘載著身體，而我們給予的關注大部分都太少！您可知道，單單一隻腳就有一百一十四條韌帶、二十條肌肉與強力肌腱，確保我們能夠活動和站立穩妥？韌帶將骨骼與骨骼連接起來，也包覆著關節，好能維持關節的穩定性；另一方面，肌腱的作用是將肌肉的力量傳送到骨架上，將肌肉與骨骼互相連結在一起。

當我們在行走跑跳時，足部的肌肉能夠做到幫助足部適應各種凹凸不平的地面。我們一生中徒步行走的距離大約可以讓我們繞地球三圈！

只有百分之二的人患有天生足部殘疾，意思是百分之九十八的人生來擁有健康的雙足。然而當我們長大時，只有百分之四十的人足部仍然是健康的，造成這種狀況的主要原因是外在影響。儘管我們的雙足每天負重操勞，但不是每個人都會每天按時保養它。我們人類的腳底還有手掌心，擁有每平方公分密度最高的汗腺！因著這些汗腺，那些被鞋子包覆的足部區域特別容易形成悶熱的環境，並帶來後果。

我的祖母會定時用高山松（Latschenkiefer）萃取液來泡腳。我沒有那麼喜歡高山松，因此自創了一款自己泡腳時的添加劑：

養護足浴鹽

真正薰衣草……10滴

葡萄柚……20滴

玫瑰草……10滴

將精油混合滴入250ml的旋蓋式玻璃罐裡

旋緊瓶蓋，並搖晃玻璃瓶裡的精油

接著用海鹽填滿玻璃罐，每天多次搖晃罐子

經過兩到三日後，鹽已經吸收了精油香氣，這時就可以使用了。每次泡腳您需要用一到兩湯匙的芳香足浴鹽。泡腳時請您注意溫度，若是糖尿病患者，那請用溫度計來測量一下水溫，確保不會造成燙傷。

受腳汗症之苦的人也可以運用英國橡樹皮或金縷梅來泡腳，這些植物萃取液裡內含的單寧酸能減少足部的汗液分泌。您可以在優良專業店家裡找到這些產品。**請特別注意，如果您患有嚴重的靜脈疾病，那進行足浴時就不可以用熱水或是採用高水位，以免發生栓塞。**

足部健康在炎熱環境會受到相當大的考驗。真菌會潛伏在游泳池泳客們的趾縫間。針對這種情況，也有一款保養油能給予協助，至少有預防效果：

足部真菌預防油

荷荷芭油	30 ml
冬季香薄荷	5 滴
百里酚百里香	2 滴
玫瑰草	4 滴
真正薰衣草	1 滴

請特別注意，塗這款配方油之前務必先把腳趾縫完全擦乾！

涼爽足浴

如果足部腫脹而疲勞，這種足浴能夠恢復活力，帶來涼爽及排水的效果：將八滴葡萄柚精油與一湯匙蘋果醋混合，倒入泡腳水裡乳化，水溫應該是攝氏二十八度上下。將足部浸入水中，直到水溫變冷。接著將雙腿抬高幾分鐘。

緩解腫脹雙腿按摩油

夏威夷堅果油	15 ml
杜松漿果	3 滴
真正薰衣草	2 滴
馬鞭草酮迷迭香	1 滴

當雙腿因久站、長時間坐飛機、開車、搭公車而腫脹時，一場涼爽足浴就能幫得上忙，足浴後就用這款按摩油溫柔按雙腿。

Section 2

典型夏季煩憂

以前夏天時我們家總是過得十分歡快，一位叔叔讓我們在他的農場裡住上幾個禮拜。我們會幫忙收割乾草，那時候乾草還會堆成高大的乾草垛，裡頭就是我絕妙的（被嚴禁的）藏身處。我們還會到馬鈴薯田裡收集馬鈴薯瓢蟲，每裝滿一個牛奶盒的瓢蟲，就能得到一瓶檸檬汽水。

我們也會在林間漫步，收集松果作為火種，或者背上揹著一個籃子，到處找尋蘑菇，這是夏天溫暖陣雨後的重點活動。懷著雀躍的心情，我們採集著森林草莓和覆盆莓當作飯後甜點，還有趕著母牛穿越森林，到達牠們的牧場等等。是啊，孩童時期和青少年時期的我們，總是過著多采多姿的夏日時光！

隨著年紀漸長，我們擔憂的事也越來越多。擔心夏天如果雨下得太多，蚊子就要肆虐了！擔心天氣如果太熱也不好，因為我們會瘋狂流汗。不知怎麼的，夏日已經不再是當初記憶中的模樣了！是啊，現在總是會有某件事不對勁。這時若有什麼東西能夠快速地幫自己一把，就太好了。

流汗與體香劑

市面上買到的體香劑大部分對健康都不是那麼好，因為他們往往含有鋁鹽的成分，人們把這個元素視為是有損健康已有好一陣子了。我們可以相當輕易的自製自己的體香噴霧和體香滾珠瓶，您可以在第六章找到相關的配方。

最簡單的體香噴霧無疑是鼠尾草純露了，在優質的專賣店能買到這款純露，或是如果有小型家用蒸餾器，也可以自製。將純露裝進噴瓶就完成啦！

至於替代選項，諸如迷迭香純露或胡椒薄荷純露也很適合。

無論如何，攝取充足的水分很重要，而且喝的水不該是冰涼的，要稍微退冰過的。最好的選擇是稍微放涼的藥草茶，不過單純的檸檬汁當然也行。本書第六章能找到美味又提神的茶飲配方！

夏日植物體香霜

- 小蘇打……1茶匙
- 乳油木果脂……3茶匙
- 氧化鋅（Zinkoxid）……1茶匙
- 鼠尾草……2滴
- 佛手柑……5滴

將材料用手充分混合，並裝進罐子裡。

惱人蚊蟲

蚊蟲很惱人是毫無疑問的！其中很多種還會叮人：蜜蜂、馬蜂、熊蜂（對，連胖胖隨和的熊蜂也會！）、蚊子；還有，螞蟻也會咬人，最近有些特別不討喜的蜘蛛同樣也會咬人。被蚊蟲叮咬的結果就是肢體腫脹或是厚厚的腫包，被叮的地方甚至會發癢疼痛。我們不停抓啊抓的，卻一點幫助都沒有！

長葉車前葉往往就是我的緊急救兵。我們摘一片葉子，稍微揉捏一下，把擠壓出來的汁液滴在叮刺處，疼痛就會消退，運氣好一點的話連腫包都不會有。

真正薰衣草精油當然也幫得上忙！（我有時會自問，它在哪裡派不上用場！）還有，被蜜蜂或馬蜂螫了之後，被叮螫處四周幾乎都會腫脹而且非常疼痛。蜜蜂會把蜂刺留在叮螫處，這刺一定要小心拔除。這時，一片冰涼奶酪渣敷布能帶來非常大的幫助：在患處塗上大約一個手指厚剛從冰箱取出的奶酪渣，我的祖母都會再放上一塊濕濕涼涼的擦碗布，好讓奶酪渣能更長時間保持濕潤，等奶酪渣乾了再沖洗掉。敷完之後，再用以下配方鎮定患處：

蚊蟲叮咬鎮定油

金盞花浸泡油	10 ml
真正薰衣草	2 滴
白千層	3 滴
葡萄柚	5 滴

混合均勻後裝在滾珠瓶裡，可以隨身攜帶，對其他小疼痛也能派上用場。

夏天時只希望蚊子不要那麼快就大舉入侵！不知多少夏夜被這成群的蚊子給破壞了，人才剛坐在陽台，一杯紅酒在前，結果牠們就來了！

幸運的是，有些香氣調性是蚊蟲完全不喜歡的，玫瑰天竺葵就是其中一種。我對於天竺葵精油氣味的喜愛也是要看狀況，所以我家陽台上的玫瑰天竺葵是種在桶子裡的，這樣就已經相當有幫助了，因為當蚊子成群飛來，我們只要摩擦幾下葉子，香氣散出來，蚊子就又飛走了。

大部分的驅蚊蠟燭我聞起來都很不舒服。那怎麼辦呢？我自己集合了一些驅蟲精油，調成一款能保證有個無蚊蟲夜晚的配方。

自然風驅蚊擴香

玫瑰天竺葵……2滴
維吉尼亞雪松……3滴
絲柏……4滴
佛手柑……5滴

想在戶外享受夏夜，可以破例取用六到七滴，滴到薰香燈上。不過請勿直接將薰香燈放在客人面前，這樣做香味會過於強烈！

曬傷

有時候，高掛天空的太陽也可以相當火辣刺人，要是我們這時不注意，一下子就曬傷了。日光浴專用袋裡絕不可缺少這款滾珠瓶，這可是曬傷時即時的救援。

曬傷急救滾珠瓶

甜杏仁油……50 ml
真正薰衣草……40滴

當一有曬傷跡象時就塗抹，這款配方能幫助我們的曬痕完全不會變嚴重。

如果情況還是變糟了，那我媽媽提供的妙方也很有幫助，就是塗上單純的**優格**。優格可以冷卻皮膚並減輕皮膚緊繃的疼痛感。不過請注意，當優格一旦開始變乾了，就要馬上沖洗掉。還有，請不要隔天就馬上再去做日光浴！

Section 3

秋天與冬日強化免疫

健康加把勁，強化免疫力！

這種天氣真恐怖！一下子溫暖的像仲夏，然後到了隔天，又感覺冬天已經毫不留情地來到家門口了。這種時候幾乎免不了會感冒。所幸，只是幾乎而已。因為我們有一整套的方法來避免最差的情況來臨，其中最重要的就是強化免疫系統。當然，我現在聽到您在說「這樣講是沒錯啦，不過我真的完全沒時間去做這些啊！這樣的話我不是得去作克奈普水療（能做到這個的確非常好）或是長時間運動（做到這樣也不差）嗎？我沒那個時間」。

嗯，好吧，一定還有其他可行的方式：比方說喜歡在早晨沐浴嗎？下面就是個能讓免疫系統好好正常運作的理想配方。

強化免疫晨浴膠

中性沐浴膠……100 ml
真正薰衣草……5 滴
檸檬……10 滴

感冒時的晨浴香氣

穗花薰衣草……5 滴
馬鞭草酮迷迭香……2 滴
香桃木……3 滴

將此精油配方拌入沐浴膠作為替代用法。這個泡澡配方請在早晨或上午使用就好，泡完澡後會很清醒！

感冒預防保養油

- 甜杏仁油……10 ml
- 薑……1 滴
- 佛手柑……2 滴

在深色瓶裡將材料混合，每日用此配方油塗抹全身。

強化感冒預防保養油

- 夏威夷堅果油……25 ml
- 大麻籽油……25 ml
- 松紅梅……4 滴
- 卡奴卡……4 滴
- 檸檬……6 滴

泡澡後很適合塗抹保養用油，這個配方特別設計來強化身體，預防感冒。

喜歡在晚上淋浴或泡澡嗎？這裡也有超讚的配方喔！就算已經感冒了，這些配方也能發揮效果：

感冒時的夜間沐浴香氣

- 歐洲冷杉……5 滴
- 香桃木……3 滴
- 穗花薰衣草……2 滴

可以將精油加入睡前的泡澡，或是加入沐浴膠裡，會讓人非常放鬆。

穗花薰衣草
Lavandula latifolia

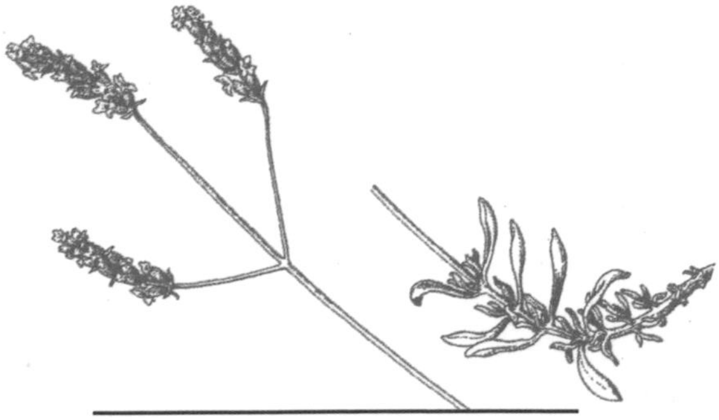

感冒時的胸腔塗抹用油

甜杏仁油	50 ml
大西洋雪松	4 滴
松紅梅	2 滴
真正薰衣草	2 滴
花梨木	2 滴
香桃木	2 滴

寬葉薰衣草[4]，也稱為「大穗花」，具有強力殺菌的功效，是感冒時的用油首選。

不過，由於內含成分的關係，這款精油不適合癲癇患者使用，也不適合孕婦拿來泡澡。

穗花薰衣草的療癒力能幫助呼吸道恢復暢通，也能減輕疼痛，有壓力時也很適合使用。我相當重視這款精油，特別在大家都咳嗽、犯鼻炎的時節。用於擴香同樣能發揮益處，不過使用時癲癇患者也要注意。

4－譯註：穗花薰衣草學名裡第二個字的意思就是「寬葉」。

鼻炎用保養油

- 甜杏仁油……5 ml
- 綠花白千層……3 滴

最好的方式是在滴管瓶裡將兩種材料混合。每天多次滴入鼻腔，不但能讓鼻腔暢通，同時也有保養的功能。

咳嗽舒緩養護油

- 荷荷芭油……25 ml
- 甜杏仁油……25 ml
- 綠花白千層……8 滴
- 白千層……5 滴
- 真正薰衣草……8 滴
- 鼠尾草……1 滴
- 桉油樟（Cinnamomum camphora ct. cineole）……8 滴

輕柔的塗抹在背部及胸口，也可以抹在腳底。

抗感冒空間擴香

- 歐洲冷杉……4 滴
- 瑞士石松……2 滴
- 檸檬香茅……2 滴

病房空間擴香

- 山雞椒……2 滴
- 藍膠尤加利……2 滴
- 血橙……5 滴

深秋及冬季憂鬱

深秋時節，朦朧霧氣湧現，太陽幾乎不想出來露面，這真是讓人覺得無精打采又沒勁。我們需要自然光來讓荷爾蒙與神經傳導物質保持活力。

許多人會罹患所謂的「冬季憂鬱症」，因為他們在這個時節幾乎不會或不願走出家門。從十一月底到一月初這段時間裡，冬季日照既短且暗，這種類型的憂鬱症此時特別容易出現。簡單來說，就是眼睛視網膜接觸到的日光太少了，以至於松果腺把我們身體的內在時鐘搞亂了，因為它是靠眼睛來接受日夜訊息的。結果就是疲倦、心情低落、還有想吃甜食，這讓我明白了為何聖誕假期的餅乾消耗量為什麼會那麼大。

因此，如果您也是那群在冬季會飽受心情起伏震盪與憂鬱之苦的人，就到醫生那裡看個診吧！若是沒有嚴重的生理病症，那麼我們可以利用像光療（Lichttherapie）這種方法來對付冬季憂鬱。市面上有非常好的光照設備供您選擇。

儘管天色陰沉，但離開自己遮風避雨的洞穴、到空曠之處活動活動還是很有幫助的，最好選在外頭明亮的時候。請記得，我們需要陽光。因為即使是多雲罩頂的天空還是永遠勝過那種人造的光波。精油特別能幫助我們提振心情，這時柑橘類精油就是首選。

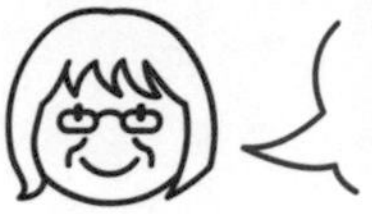

我的阿姨多年前曾向我建議，將切片的新鮮小黃瓜放在眼睛上，能讓眼睛恢復活力。

掃除陰霾擴香

葡萄柚	6滴
乳香	1滴
檸檬薄荷	2滴

明朗清新擴香

血橙	8滴
瑞士石松	2滴

眼睛乾澀與眼睛照護

冬天時我常遭受眼睛乾澀之苦，特別是當我久久不離電腦時。另一個導致乾眼的原因有可能是淚液基本上就分泌太少。如果用來濕潤眼睛表面的淚液太少，角膜及結膜就會容易變乾燥，因而導致眼睛泛紅，而且還會進一步有燒灼及搔癢感。這種情形也有可能因為配戴隱形眼鏡而引發。

這時候敷料就能派上用場，我喜歡替換著採用溫熱過的玫瑰純露（這時請您務必要注意純露的品質，不該含有防腐劑或酒精！）或是小米草煎劑。用小米草煎劑來進行臉部蒸汽浴同樣能幫助眼睛得到恢復。

手部與足部反射按摩：人體在手部與腳部都有眼睛的反射區，如果刺激這些區域，那我們的雙眼就更容易從疲勞中恢復。用電腦工作時，請您務必每半小時休息五分鐘！這時最好望向一整片綠色風景。

暖心好物

當外頭的天氣非常寒冷，每次出外走走之後，手指、腳趾、臉頰常常冰到不行，這時這款配方就能提供協助：

秋冬暖心按摩油

夏威夷堅果油	50 ml
檀香	4 滴
大馬士革玫瑰	4 滴
玫瑰天竺葵	1 滴
丁香	1 滴
甜橙	5 滴

泡腳

我祖母那時尚未使用精油，她用的是藥草。腳底冰冷時，祖母喜歡採用北艾泡腳法。只要準備大約兩湯匙的乾燥北艾藥草，還有半公升滾燙的熱水。倒入熱水，讓藥草浸泡十分鐘，過濾之後就直接拿來泡腳，這時水溫應該已經降下來，差不多是攝氏三十八度左右了。

另外，一杯茶也能幫助受寒的身體再度恢復溫暖，冬天時我特別重視這款茶飲：

寒冬溫熱藥草飲

玫瑰果……3份
蘋果皮……2份
黑莓葉……2份
椴樹花……1份

取一尖匙咖啡匙配方藥草，沖泡成一杯茶。

在藥草飲中加入薑、八角、一點點香草作為調味料，或許還可以來一小撮荳蔻粉；再戴上俗稱的暖暖毛帽（wärmende Mütze）。在冬天，羊毛襪和毛氈鞋當然不可或缺！再加上暖腎包巾（Nierenwärmer），這樣做基本上就不會導致膀胱炎。

膀胱炎[5]

「你看，你又穿這種輕薄搖滾裝出門了！很冷耶！會凍壞自己噢！至少穿上長統靴再披一件暖大衣嘛！」媽媽們實在很常告誡我們要穿暖一點，但我們就是不聽，接著報應來了……雖然不是馬上就染上膀胱炎，至少也得了重感冒。

如果尿意愈來愈頻繁而且排尿時有灼熱感，這就是感染膀胱炎的跡象。之後往往還會伴隨著痙攣性疼痛，以及背部腎臟區出現壓迫感。尿液氣味「難聞」且顏色混濁，這是細菌所造成的，這些細菌可能是經由接觸感染而進入尿道，進而抵達膀胱，然後在膀胱的黏膜內孳生。

大部分人感染膀胱炎都是因為穿得太輕薄，腰椎區太寒冷，因此我們常

5 —審訂註：不同地區引發膀胱炎的原因可能不同。

常要解決的是感冒問題。如果寒意一旦竄上了背部，幾乎就來不及了！

當然，冬天時我們也沒辦法隨時穿著厚襪子跑來跑去，或是包著暖腎包巾去看電影。儘管如此，還是該留意在那些棘手部位要有足夠的衣物覆蓋，別因著美觀而冷到身體。

如果上述都做了，還是患上了膀胱炎，那麼坐浴、塗油都有幫助，還有再強調一次：保暖！

膀胱炎養護油

甜杏仁油	50 ml
沉香醇百里香	3 滴
白千層	3 滴
松紅梅	3 滴
檸檬	2 滴
澳洲尤加利	3 滴
真正薰衣草	4 滴

在深色瓶裡將材料混合，每日兩到三次塗抹於下腹部及背部腰椎區。

患膀胱炎時的坐浴法

在澡盆裡注入攝氏三十八度的溫水，水平面至少要蓋過您的腰椎區。將八滴佛手柑精油與一湯匙的死海鹽混合，在把這個混合物倒入泡澡水裡，接著泡澡十分鐘，泡澡時可讓熱水繼續流入。坐浴完後要保持溫暖，並稍事休息。

患膀胱炎時的茶飲

要對付膀胱炎，茶飲也能幫得上忙。這時候的重點是沖刷腎臟和膀胱，一般來說會建議提高每日液體攝取量至兩到三公升，以茶飲的形式服用這樣的液體量完全不是什麼難事。在藥局當然有很多現成的茶飲配方可購買，不過下列植物的幫助也相當大，我們可以從中挑選，自行配製個人配方：蕁麻、一枝黃花、熊果、白樺葉（Birkenblätter）、問荊（Ackerschachtelhalm）、還有多刺芒柄花（Hauhechel）的根和紫錐花（Echinacea），這些藥草的效果都很出色。

我偏好的配方是：白樺葉（若您要自行摘取，請於春天時節、葉子正開展時）、一枝黃花、問荊各一份，再加三份蕁麻葉。

越橘及蔓越莓在處理膀胱炎時也能發揮額外的助益，這些漿果的果汁都能飲用，也能強化我們的免疫系統而達到預防效果。

冬日親密依偎時光：親密一下吧！

如果夜晚您有幸待在家，那麼也許上床睡覺前來一回簡單的背部按摩是個好主意。若您有伴侶，那也可以來場感性的植物療法。

為此我配製了一款美妙的按摩油配方，有機會的話，您也試一下吧！

你儂我儂身體按摩油

- 荷荷芭油……20 ml
- 甜杏仁油……30 ml
- 廣藿香……3 滴
- 檀香……3 滴
- 黃玉蘭……3 滴
- 芫荽籽……1 滴

下面這款按摩油配方是變化版：

信任身體按摩油

- 甜杏仁油……25 ml
- 鷹爪豆原精……1 滴
- 葡萄柚……3 滴
- 大花茉莉……1 滴
- 零陵香豆……2 滴

動情泡澡香氣

- 黃玉蘭原精……2 滴
- 南非醉茄（Withania somnifera）……2 滴
- 甜橙……4 滴

想來一次充滿情慾又舒壓的泡澡，這就是您要的配方！先將精油與一咖啡匙的蜂蜜混合，再倒進攝氏三十八度的溫水中。

「只要一個人的狀態合自己的意，那就是一種幸福！」

──德國文豪 歌德（ Johann Wolfgang von Goethe ）

Ein Glück ist's, dass
jedem nur sein eigener Zustand
zu behagen braucht!

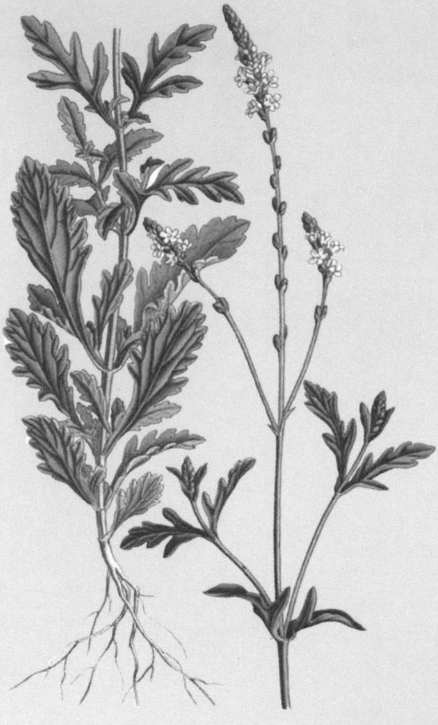

Chapter 6

芳香生活急救箱

Section 1
通用基礎配方

Section 2
口腔、關節與皮膚的照護配方

Section 3
止痛．情緒．感冒．婦科問題配方

Section 4
泡澡與春日療程配方

Section 5
擴香．酊劑．藥草飲．食譜配方

Section 1

通用基礎配方

說明在先：請注意，本書中所提及的配方都不是針對嬰兒或幼兒設計的。按摩油配方也好，茶飲配方也好，劑量都是專門針對大人而調配的。[1]

要如何調製浸泡油呢？

聖約翰草浸泡油

聖約翰草花朵……………300公克
橄欖油／油菜籽油（更好）……1公升

混合油與植材後，放置在有陽光處，靜置四到六週。仔細過濾出來，再裝入深色瓶中。

調製其他花朵的浸泡油的過程有一點不同：一般不擺在有陽光處，而是放在室溫下即可。

另一種方式是所謂的「熱萃法」，當我們要加工的是根部、樹脂或是含有大量黏液質的藥草時，用這種方法特別合適。

要使用熱萃法，您需要一個舊的小長柄鍋（Kasserolle），將大約滿滿一把的藥草、樹脂或根部放入鍋中，再倒入上述的植物油，直到植材被充分覆蓋。用最高攝氏六十度的溫度在加熱板（Herdplatte）上讓這混合物長時間溫煮兩小時（請注意不要讓溫度升高！）之後將鍋子由熱源移開，用一塊擦碗布（Geschirrtuch）覆蓋住，並靜置大約二十四小時之久。最後再使用棉製茶用濾布（Teesieb）進行過濾。

1 作者註：您可以在我的作品《奧地利奶奶給孩子的居家芳療小藥鋪》裡找到專門為孩子調配的配方，孩子有著不一樣的考量！

若您想進一步加工浸泡油，請按照下述配方範例進行。

要如何製作我專屬的香膏呢？

製作香膏並不難，所需的原料也不多。只要植物油或自製的浸泡油，乳油木果脂或可可脂，這些可用蜂蠟或椰子油替代，還可能會需要精油。植物油的比例越高，做出來的香膏越軟。

香膏的基礎配方

搭配乳油木果脂

50公克乳油木果脂

約25ml植物油

搭配蜂蠟

50ml植物油

5公克蜂蠟

搭配可可脂

50ml植物油

10公克可可脂

康復力香膏

將康復力根仔細洗淨，然後切成小塊。因為富含黏液物質，我會運用上述的熱萃法。

隔天會再融入一些蜂蠟，再裝入罐子裡。如果想要的話，可以趁香膏還沒完全變硬時拌入幾滴真正薰衣草精油。

秋天時我會去挖康復力根，挖的時候我不會取走整個根部，因為根部能鑽得相當深，我只取上方較粗的部分。這款香膏的應用方向相當多元，建議在瘀青、扭傷、韌帶拉傷、風濕疼痛等等情況使用。

乳香香膏

乳香小顆粒（要留意品質）：10 公克
甜杏仁油……100 ml

將兩項材料放在一起，用攝氏六十度以熱萃法處理。

處理過後只會殘留相當少的乳香殘渣，不過保險起見，還是該把靜置後的熱萃油過濾一下。

再度微微加溫熱萃油到大約二十五[2]度即可，並拌入大約兩百五十公克的乳油木果脂，形成香膏。＊請注意，加熱的溫度不要再調高，否則當香膏冷卻後，摸起來會彷彿有小沙礫在裡頭。

趁溫熱的時候分裝至小罐子裡。

我最愛用甜杏仁油和乳香小顆粒（用於香爐薰香的那種）製作乳香香膏。我們能夠怎麼運用這款乳香香膏呢？很建議用在粗糙的皮膚，也能用在小傷口如搔抓傷等等。

根據上面兩種基礎配方我們就能做出多種不同的香膏，就讓您的創造力自由發揮吧！[3]這種香膏至少能保存一年。

還有一款用椰子油製作的香膏，這裡我也給出基礎配方：

2 — 審訂註：一般乳油木果脂會在攝氏三十四度左右融化。

3 — 作者註：您可以在下列作品裡找到很多相關建議：Sigrid Hirsch 與 Felix Grünberger 合著的《自家花園裡的香藥草》，以及 Heide Tisch 著《阿爾卑斯山化妝品》，兩本書都是 Freya 出版。

椰子油香膏

初榨椰子油……50 ml
荷荷芭油……10 ml

初榨椰子油是一種在大約攝氏二十四度就會開始融化的「油」，只要在溫暖的室溫下將兩樣材料互相混合，需要的話也可以拌入兩公克已融化的蜂蠟。我會建議先讓蜂蠟與荷荷芭油一起融化後再與椰子油混合，按個人需求拌入精油，裝入罐中。保存期限大約是八到九個月。

護唇香膏

荷荷芭油……10 公克
榛果油……10 公克
乳油木果脂……4 公克
蜂蠟……4 公克
精油……5 滴

感冒香膏

甜杏仁油……50 ml
荷荷芭油……30 ml
蜂蠟……8 公克
沉香醇百里香……4 滴
馬鞭草酮迷迭香……2 滴
花梨木……3 滴
檸檬……3 滴

守護雙手油膏

乳油木果脂	50公克
荷荷芭油	20 ml
可可脂	5公克
真正薰衣草	5滴
花梨木	5滴
暹羅安息香	2滴
檸檬／葡萄柚	8滴

含水相成分的乳霜

有時我們也會想要自製保養霜，這裡有兩個基礎配方提供，可依照個人喜好略做修改。不過製作時一定要注意在不同容器裡，分別將所謂的油相物和水相物加溫到大約相同溫度，而且必須依序將水相物倒入油相物。

因為這些自己手打的乳霜在製作時沒有添加防腐劑，保存期限相對較短，通常大約是三個月。

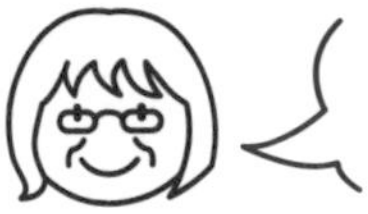

滋潤感乳霜

- 杏桃核仁油／甜杏仁油……40 ml
- 橙花純露……40 ml
- 可可脂……5 公克
- 蜂蠟……5 公克
- 無水羊毛脂……5 公克
- 精油……15 滴

將油相物（植物油與可可脂和蜂蠟）一起溫和加熱至最高攝氏六十度，然後拌入無水羊毛脂。

在另一個容器裡加熱水相物（橙花純露），接著以均勻速度拌入油相物當中。

當這團東西的溫度降到體溫左右時，拌入精油，再來就一直攪拌，直到形成漂亮霜感質地為止。分裝至罐子，寫上標籤。

水潤感乳霜

- 甜杏仁油……80 ml
- 乳化劑……18 公克
- 香蜂草純露……180 ml
- 橡樹根萃取液……30 滴
- 泛醇（維生素B5的複合物）……10 滴
- 精油……25 滴

將乳化劑加溫約攝氏五十五度融化在甜杏仁油裡。

在另外的容器裡將純露加熱到相同溫度，拌入油相混合物中。

當這團東西的溫度微溫時，以均勻的速度拌入橡樹根萃取液、泛醇和精油。

一直攪拌到這團東西差不多冷卻了，分裝至罐子，寫上標籤。

橡樹根萃取液（Meristem-Extrakt）能改善皮膚結構，植物油可以選用杏桃核仁油、荷荷芭油或其他油；純露和精油也可依自己喜好替換。

Section 2

口腔、關節與皮膚的照護配方

口腔與牙齒照護

小時候每次我們看完牙醫，或者當我們拔了牙後，總是會拿到一杯濃濃的鼠尾草茶，媽媽很堅持要我們用這款茶來漱口。在這種情況下，鼠尾草茶主要是發揮收斂和殺菌的效果，這在口腔內有傷口的時候恰恰很重要。如果要發揮鼠尾草的功效，那沖泡時至少要浸泡十到十五分鐘！

若有牙齦反覆發炎的問題，揮之不去，那用以下這個配方來漱口也很合適：

草本漱口劑

鹽水（飽和鹽溶液）……**2茶匙**
沒藥……**5滴**
佛手柑……**8滴**

充分混合後存放在瓶子裡，使用時每次用半杯溫水，取四滴配方滴入，充分混合後用來漱口。對於維持好口氣也有幫助！

耳朵痛

耳朵痛，但是耳鼓膜沒有受傷的時候，可用下列方式快速減緩疼痛：

耳痛配方油

將兩滴白千層與四滴聖約翰草浸泡油混合，用棉花球浸溼後放入外耳道，讓棉球停留幾個小時，很快就能帶走疼痛。

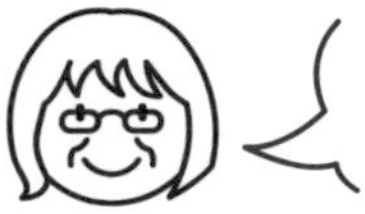
患中耳炎時也能運用
這款洋蔥敷布喔，效
果快速又驚人。

若耳鼓膜受損了，就將配方油塗抹在耳背後方，儘管這做法安撫痛覺受器的效果沒那麼強大，但還是有用。

還有另一種方法：

耳痛的洋蔥敷布

將一顆去皮洋蔥切成四份，一片一片分開；將這些洋蔥片放在一小塊布上，將布的四邊折起，形成一小包；把小包內容物壓碎壓扁，然後放進烤箱或是夾在兩個暖水袋中間加熱（請勿放進微波爐加熱，因為這樣會破壞洋蔥的活性物質）。

等敷包達到溫和舒服的溫度，把它放在耳朵上，戴上圓頂毛帽，讓整個敷布長時間維持大約二十分鐘，發揮效用。

風濕不適

「風濕」這個字出自希臘文，意思是「流動的、會移動的疼痛」。我很幸運未受此病之苦，不過我認識一些人無論年輕或年老，都因風濕受盡折磨。風濕病裡有很多種屬於自體免疫疾病，這意味著，身體自身的免疫系統並沒有「正確」運作。

嚴格說來，「風濕」到底是什麼？當有人提出這個問題，很快就會發現到，其實眾多風濕症之間差異相當大。因此，「風濕」不等於「風濕」。說真的，這只是一個統包的概念，裡頭有許多不同的發炎性疾病，很多好發於關節內膜，也有一些可能會影響內臟。風濕病沒有限定在哪個年齡範圍，如果我們對不採取任何行動，那全身的運動系統都有可能會承受風濕之苦。

是否正遭受風濕之痛這點，只能由專科醫師來斷定，我們能做的僅僅是運用協助措施將疼痛控制在一個範圍內，並透過針對性運動練習儘量減緩疾病的進程。

風濕病含括了大約四百種疾病型態

- 慢性多發性關節炎
- 脊椎關節炎（包含僵直性脊椎炎、反應性關節炎、乾癬性關節炎等等）
- 所謂的膠原病（可能會攻擊不同內臟的風濕病）
- 血管炎（主要是侵襲動脈血管壁）

風濕疾病有可能因著關節磨損而作為痛風的併發症出現，但也可能伴隨著軟骨疾病而出現。就進程來看，風濕疾病幾乎都是慢性病。大部分這類疾病有個共通特色，就是疼痛主要是在靜止情況下出現，藉由運動就可以改善情況。

關節出現晨僵是很典型的情形。不過如果是風濕關節病的話，關節腫脹也會是典型症狀。我不是醫生，因此一定要請您注意，風濕病相關的鑑別診斷，正如我已經提過一次，只能透過專科醫師來完成。

不過我能提供您一些小幫手，或許能稍微減輕您身體的疼痛狀態。

風濕性關節炎舒緩油

聖約翰草浸泡油……30 ml
月桂……3 滴
冬青……2 滴
桉油醇迷迭香……1 滴

每日一次用此配方塗抹，最好在早晨。**注意！若您有高血壓，此配方不宜每日使用！**

您也可以用下面這個按摩油配方作為替代方案，高血壓患者用這款配方不會有問題：

關節炎溫和用油

聖約翰草浸泡油……30 ml
松紅梅……5 滴
卡奴卡……5 滴

肌肉風濕症油膏

乳油木果脂……50公克
金盞花浸泡油……20公克
桉油樟（Cinnamomum camphora）……20滴
真正薰衣草……5滴

將所有材料在室溫環境用電動攪拌器充分拌勻，直到出現滑順的油膏，再分裝至霜罐內即完成。

一日多次，少量用此油膏塗抹在肌肉患處。**注意！千萬不要用於孩子身上！**

渾身痠痛晨起沐浴膠

中性沐浴膠……100 ml
檸檬香茅……5滴
胡椒薄荷……2滴
馬鞭草酮迷迭香……4滴
血橙……3滴

當我們難以下床，因為整個身體都在痛！也許正好是「天氣驟變」，讓肌肉和關節怎麼樣就是不對勁，這個晨起沐浴膠配方能派上用場。

匈牙利女皇水

迷迭香酊劑……………………………………**3份**
真正薰衣草酊劑………………………………**1份**

將酊劑混合搖勻即可使用。這款俗稱的「女皇水」據說治好了匈牙利女皇伊莎貝拉的風濕困擾（她當時已高齡七十二），或許這是一個試試這款療癒水的好理由。

可以每日服用一咖啡匙，也可當作擦劑使用，塗抹在疼痛部位。這樣或許就能趕走很多人會犯的足痛風！

製作**迷迭香酊劑**很簡單，只要準備一把迷迭香段和兩百五十毫升穀物烈酒，將材料放入玻璃罐內，旋緊蓋子。經過大約四到六週後即可過濾使用。此酊劑可保存好幾年！用相同的方式也可製作**真正薰衣草酊劑**。

犯風濕痛時的手足浴

這個古老的配方是從我曾祖母Theresia傳下來的：

煮滾一公升的水，靜置五分鐘，當水還是溫熱的時候，放入滿滿兩把的迷迭香段，再來讓這藥草水長時間靜置四到五小時。

要進行手浴或足浴時，請燒開兩公升的水，讓水短暫冷卻後，再倒入上述迷迭香萃取液，將手或腳浸泡其中。

皮膚照護

我們皮膚的主要結構有三層。最上層為**表皮層**，也稱為上皮層，是由五層組合而成。當我們想要理解化妝品如何發揮功效時，這點很重要。表皮層內沒有血液直接供應。皮膚細胞由這層產生，在最上面是角質層，是逐漸壞死並剝落的皮膚細胞。

位於表皮層底下的是**真皮層**，與表皮層相接處有很多小小的乳頭狀突起，形成了輪廓明顯的邊界。真皮層的主要構成成分為彈性結締組織纖維，以及幾乎沒有延展性的膠原纖維。真皮層富有彈性又抗拉扯，隨著年紀增長，這個區域的鎖水能力會降低，皮膚因而容易產生皺紋。真皮層內除了其他組織之外還有極細微的血管，毛細血管。皮膚的保養就在這一層。

皮膚三層的最底層為**皮下組織**或皮下層，主要是脂肪細胞和疏鬆結締組織。

皮膚表面覆蓋著所謂的皮脂膜，這是一種水與脂肪的乳化物。這層膜的主要功能是作為外部屏障去阻擋細菌與真菌，此外也能讓皮膚表面保持柔軟，健康的皮膚會保有完好無損的油水平衡。這皮脂膜的量與組成成分會隨著身體部位而改變，也隨著一天中不同的時段、一年裡的四季變換、空氣濕度、營養攝取、壓力或疾病等情況而有所不同。

皮膚是我們人體最大的器官，由於其本身的特性，較能夠吸收、傳遞親油性物質。順便說一下，精油是親油性物質，能很快地穿越皮膚及黏膜到達體內，而且可以迅速地在體內發揮獨特的功效。這點我們當然想要好好利用一下！

小燒燙傷

「完全不痛了！」

當我還是孩子的時候，指頭被煤爐的炙熱高溫燙傷後，通常都會留下一個小疤。現在我的孩子和孫子們遇到這種事肯定好過得多，因為他們知道真正薰衣草精油的力量。

舉例來說，當我們燙衣服時被熨斗（或是被熱騰騰的蒸氣）燙到手，該怎麼辦？這種慘事常常發生在我身上，所以我其實不太喜歡燙衣服。不過在我的浴室總是會擺一小瓶真正薰衣草精油在伸手可及之處！

遇到諸如燙到手這種小燒燙傷時的急救法：先在水龍頭底下沖幾分鐘冷水，之後小心擦乾，再來滴一滴真正薰衣草純劑在燒燙傷部位，這樣一來通常連水泡都不會出現。**注意！大面積的燒燙傷務必要尋求醫療協助！**

瘀青與小血腫

您是否曾經滑倒而屁股瘀青一片嗎？我就發生過，而且再也不想重新經歷那種臀部瘀青的感覺了。不過，跌倒造成的血腫可不能小看！要是當時我不知道該怎麼辦，想必會花更長時間胡亂處理。

常常有人問我像這樣的瘀青是怎麼產生的，以下是簡單的說明：

出現血腫（瘀青也是一種血腫）就表示血液聚積在身體組織的某個部位；而血管受傷時血液會聚積，比如說因為碰撞或是撞到物體的邊邊角角。形成的血腫可能就在皮膚表面底下形成，這時血腫很快就會變色成「瘀青」。有時血腫位於組織深層，這時雖然人感覺疼痛，但從表面卻看不出什麼異狀。

當發生所謂「皮下血腫」，也就是那些我們看得到的瘀青，只要用精油就能快速帶來幫助，這時我們可以破例用純精油直接滴在皮膚上。

皮下血腫急救方式

首先是直接滴一滴真正薰衣草和一滴義大利永久花在皮膚上。

或者也可以用**奶酪渣敷墊**讓瘀青消退：每次根據血腫面積衡量用量，一次最多用到一小包奶酪渣，在裡頭滴入真正薰衣草精油，最好每湯匙奶酪渣用三到四滴，充分攪拌後，再敷在患部。最長可讓奶酪渣敷墊停留在身體上十五分鐘，敷墊變溫暖時就無法充分發揮效果了。洗掉奶酪渣後，再輕輕塗抹聖約翰草浸泡油或金盞花浸泡油，不要按壓患部。

異位性皮膚炎

異位性皮膚炎並非只是過敏症！不過這種皮膚病，有可能是身體對某種特定物質或食物產生了過敏反應之後，才跟著出現。因此這是一種與營養相關的新陳代謝疾病，往往是遺傳性的。除了心理問題之外，壓力、錯誤的營養攝取、不平衡、免疫力低下，還有一些其他問題也都有可能會引發異位性皮膚炎。下面照護配方能夠給皮膚帶來一些安撫效果。

異位性皮膚炎安撫油

蘆薈浸泡油（或蘆薈膠）	20 ml
岩玫瑰	2 滴
玫瑰草	1 滴
真正薰衣草	2 滴

異位性皮膚炎照護油

月見草油	10 ml
甜杏仁油	10 ml
蘆薈浸泡油（或蘆薈膠）	80 ml
橙花	4 滴
岩玫瑰	4 滴
千葉玫瑰	3 滴

掉髮

根據外丁格神父的說法，胡桃油膏可以用來防止掉髮。這個配方也出現在我曾祖母Karoline的筆記當中，所以它可能早已廣為人知，大概也很有效吧？我們可按下列方式製作此油膏：在七月初採集綠色胡桃，壓成碎塊後加入等量的豬培根下鍋煎，直到培根轉棕色為止。再來把這團東西的汁榨出來，測量一下液體的重量，加入汁液重量四分之一的蜂蜜，充分拌勻後倒入罐子裡。每天用這款油膏按摩頭皮。

另外一款配方，我想應該有比較簡單一點。

迷迭香護髮水

伏特加	10 ml
桉油醇迷迭香	10 滴
真正薰衣草	3 滴
松紅梅	2 滴
佛手柑	5 滴
迷迭香純露	90 ml

將精油與伏特加互相混合後，倒入一百毫升噴瓶裡，再加入純露搖勻。每天早上用這款護髮水噴頭皮。

將精油與伏特加互相混合後，倒入一百毫升噴瓶裡，再加入純露搖勻。每天早上用這款護髮水噴頭皮。

我也很推薦頭髮稀疏的人用**牛蒡根浸泡油塗抹頭皮**。牛蒡（Arctium lappa）內含的活性物質能支援頭皮血液循環，藉以讓髮根恢復強健。

祖母沖髮劑

當頭髮長出來後，就用下列沖洗劑淋在髮上：

用一把旱金蓮（Kapuzinerkresse）花的部分以及一把金盞花放入半公升水裡煮滾，再小火煮大約十分鐘，過濾，再拌入一點蘋果醋。

甲床炎

很不幸的，人們總是不斷把甲床上皮的部分弄出一些小傷，而這常常會迅速地變成發炎的狀況，底下這個配方真的很有幫助：

甲床炎緩解油

荷荷芭油	20滴
真正薰衣草	1滴
松紅梅	2滴
德國洋甘菊	2滴
胡蘿蔔籽	1滴

每天兩次用此配方揉按至吸收，每隔一天還可以進行一次舒服的暖暖洋甘菊茶手浴，這樣發炎症狀很快就會消退。

搔癢

有時候我們簡直快抓狂了！好癢啊！那種恐怖搔癢的滋味，特別在冬天時室內空氣過於乾燥，身上穿的尼龍衣物又讓皮膚的乾燥情形更加惡化！下面這個配方是對抗搔癢的好幫手。

抗搔癢舒緩油

蘆薈浸泡油（或蘆薈膠）	50 ml
大西洋雪松	2滴
真正薰衣草	4滴

我們也可以用婆婆納（Ehrenpreis）酊劑來製作一款替代配方：曾祖母Karoline的婆婆納酊劑 將一百五十公克的剛開花的婆婆納整株藥草浸泡在大約半公升約七十度的雙次蒸餾穀物烈酒裡，擺在有陽光照射處兩週，每天搖晃瓶身！兩週後，過濾藥草。

這時別把植材丟掉，而是倒入兩百五十毫升煮過又冷卻的水，靜置三小時，再過濾一次，然後加入酒精溶液。妥善密封後，在有陽光處再放置兩週，之後分裝至深色瓶中。要對付搔癢症狀，請每天服用三次婆婆納酊劑，每次十到十五滴。也可以用這酊劑擦拭發癢部位。

皮膚功能失調

痤瘡算是皮膚功能失調中的一例，是全世界最常見的皮膚問題，而且不只有青少年才會遇到。痤瘡主要是牽涉到皮脂腺和頭髮毛囊的疾病，範圍從一開始無害的刺激感到嚴重的發炎症狀。

痤瘡護理霜

乳霜顆粒（Lamecreme）	8 公克
鯨蠟醇（Cetylalkohol）	4 公克
杏桃核仁油	12 公克
香蜂草純露	60 ml
玫瑰果油	20 滴
真正薰衣草	3 滴
墨西哥沉香	6 滴
玫瑰天竺葵	1 滴
胡蘿蔔籽	2 滴
葡萄柚	7 滴

先將前三項油脂類混合融化，同時在另一邊小心加熱純露至攝氏五十度

當乳霜顆粒、鯨蠟醇都溶解在杏桃核仁油裡頭之後，再加入玫瑰果油

接著倒入香蜂草純露，充分攪拌後再滴入精油混合均勻即可！

我也把乾燥、脫屑皮膚列為皮膚功能失調的一種，而且找到了處理此問題的好配方，若您飽受皮膚極度乾燥之苦，此配方或許能幫您一把：

乾性熟齡肌護膚油

夏威夷堅果油	25 ml
荷荷芭油	25 ml
甜橙	10 滴
玫瑰天竺葵	5 滴
穗甘松	5 滴

穗甘松
Nardostachys jatamansi

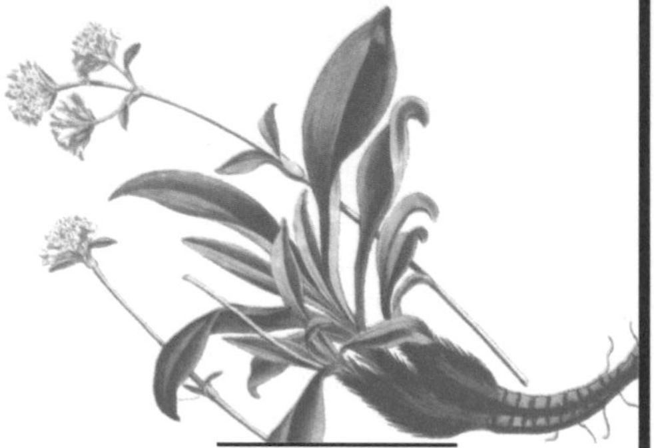

精油特別能帶來腳踏實地感與平衡效果，添加在處理肌肉痠痛的配方裡也很有幫助，能針對下腹區及月經不適發揮消解痙攣的效果。穗甘松的安撫鎮定效果也讓這款精油在處理整體神經系統時格外有用。在古代，甘松油是種非常昂貴的香料。

胡蘿蔔籽
Daucus carota

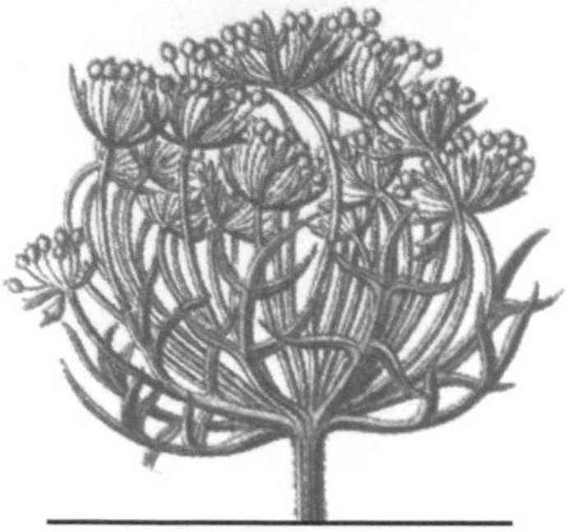

屬於繖型花科，精油由種子蒸餾而得。對於乾燥肌膚特別有幫助，對於發炎反應也能派上用場。我會建議在處理玫瑰痤瘡和牛皮癬的皮膚保養配方油裡都以低劑量加入這款既寶貴又富有療癒力的精油。

胡蘿蔔籽純露也蘊含了寶貴的內容物，也就是胡蘿蔔素與水胡蘿蔔素（Hydrokarotin），還有一些基礎礦物質[4]。

4 — 作者註：可參考《純露：植物水的溫和療癒力》，Freya 出版，二〇一二。

Section 3

止痛・情緒・感冒・婦科問題配方

止痛篇

緩解腰痛按摩油

聖約翰草浸泡油	50 ml
杜松漿果	5 滴
真正薰衣草	4 滴
檸檬香茅	3 滴

一點也不痛了耶按摩油

聖約翰草浸泡油	20 ml
真正薰衣草	4 滴
玫瑰天竺葵	1 滴
白千層	2 滴
桉油醇迷迭香	1 滴

溫和減痛按摩油

聖約翰草浸泡油／金盞花浸泡油	20 ml
馬鞭草酮迷迭香	2 滴
月桂	1 滴
杜松漿果	1 滴
佛手柑	3 滴

強力減痛按摩油

- 聖約翰草浸泡油……20 ml
- 白千層……10 滴
- 冬青……5 滴
- 桉油醇迷迭香……5 滴
- 真正薰衣草……5 滴

注意！此配方相當強烈，因此切勿大面積塗抹！

運動後肌肉緊繃舒緩油

- 甜杏仁油……100 ml
- 葡萄柚……15 滴
- 桉油醇迷迭香……10 滴

情緒篇

順其自然按摩油

- 夏威夷堅果油……30 ml
- 荷荷芭油……20 ml
- 大西洋雪松……6 滴
- 血橙……6 滴
- 真正薰衣草……2 滴
- 千葉玫瑰……1 滴

撫慰心神急救用油

甜杏仁油 …… 2湯匙
玫瑰天竺葵 …… 1滴
檀香 …… 1滴
血橙 …… 2滴

互寵情侶按摩油

甜杏仁油 …… 30ml
快樂鼠尾草 …… 3滴
千葉玫瑰 …… 2滴
小花茉莉 …… 1滴
玫瑰天竺葵 …… 1滴
檀香 …… 2滴

男士用心靈平靜按摩油

甜杏仁油 …… 20ml
莎草／香附子（Cyperus scariosus） …… 2滴
佛手柑 …… 5滴
玫瑰草 …… 2滴

莎草／香附子精油能喚起男人對於溫情與關愛的想望，能激發幻想和一絲感性，它有著皮革的味道。

輕微腹部痙攣按摩油

夏威夷堅果油 ………… 10 ml
藏茴香 ………… 2 滴
桉油醇迷迭香 ………… 10 滴

將按摩油稍微加溫，以順時針方向沿著大腸按摩十分鐘。之後在腹部放上一塊溫暖的敷料，或用毛巾浸熱水後擰乾，還可以在敷料上面加上一顆溫熱過的櫻桃核枕，並用浴巾覆蓋好。休息二十分鐘。

促進腸道蠕動按摩油

甜杏仁油 ………… 10 ml
苦橙 ………… 2 滴
黑胡椒 ………… 2 滴
馬鞭草酮迷迭香 ………… 1 滴

便祕舒緩按摩油

甜杏仁油 ………… 25 ml
馬鞭草酮迷迭香 ………… 3 滴
薑 ………… 2 滴
甜茴香 ………… 2 滴

腹瀉安撫油

甜杏仁油	10 ml
真正薰衣草	1 滴
薑	2 滴
玫瑰天竺葵	1 滴

感冒篇

以下這些配方油可塗抹在前胸和後背，不過您也可以額外塗抹在腳底來加強效果。塗抹背部時，請由肩膀往臀部方向，雙掌大面積操作；塗抹前胸時要小心輕柔。

鼻竇炎用油

甜杏仁油／橄欖油	25 ml
桉油醇迷迭香	3 滴
瑞士石松	2 滴
白千層	1 滴

抗喉嚨發炎按摩油

甜杏仁油	25 ml
沉香醇百里香	4 滴
鼠尾草	2 滴
暹羅安息香	1 滴
花梨木／檀香	3 滴

感冒恢復按摩油

- 甜杏仁油 …… 20 ml
- 荷荷芭油 …… 10 ml
- 白千層 …… 2 滴
- 歐白芷根 …… 1 滴
- 佛手柑 …… 4 滴

鼻腔保養油

- 甜杏仁油 …… 10 ml
- 真正薰衣草 …… 1 滴
- 白千層 …… 1 滴
- 香桃木 …… 1 滴

花粉症滾珠瓶

- 荷荷芭油 …… 10 ml
- 藍膠尤加利 …… 1 滴
- 羅馬洋甘菊 …… 2 滴
- 真正薰衣草 …… 1 滴

混合均勻後倒入滾珠瓶，需要時塗抹在手腕嗅聞。

婦科篇

抗陰道真菌迷迭香栓劑

馬鞭草酮迷迭香……6滴
玫瑰草……6滴
松紅梅……6滴
可可脂……2.5公克

將可可脂融化，拌入精油，倒入栓劑模型裡（能在藥局買到）冷卻變硬。這些栓劑能快速減輕搔癢感，相當親膚，不會有燒灼感。注意！最好單獨包裝並保存在冰箱裡。

月經不適時的敷料

西洋蓍草……2滴
羅馬洋甘菊……2滴
甜杏仁油……1咖啡匙

將材料相互混合後，塗抹於下腹部。

將一到兩湯匙薰衣草純露加進一杯水裡一同加溫，用來浸透一條毛巾，擰乾後放置於下腹部，再覆蓋上一條乾毛巾，如果想再放上一個暖水袋也可以。全身包覆好，在沙發上休息約一小時。

私密處保養漿露

- **堅果杏仁玫瑰漿露**……100 ml
- **三仙膠**……1 小撮
- **甜杏仁油**……30 ml
- **荷荷芭油**……10 ml
- **泛醇**（D-Panthenol）……5 滴
- **十倍濃縮蘆薈液**……10 滴
- **松紅梅**（Leptospermum scoparium）**或玫瑰**……2 滴

堅果杏仁玫瑰漿露和三仙膠混合

↓

使用小型的電動打奶泡器，這樣就不會有殘餘顆粒

↓

添入甜杏仁油、荷荷芭油和泛醇（維生素 B5 的複合物）

↓

再加入蘆薈液和精油
（松紅梅能發揮優良的抗菌作用）

堅果杏仁玫瑰漿露也適合作為私密處保養用品的基底原料。好好拌勻，裝入噴瓶裡。別忘了貼上標籤！

我們要先準備堅果杏仁漿露作為此款產品的基底，這個配方是我在曾祖母Theresia的配方集裡發現的。先將五十公克的杏仁果，磨細後與四分之一公升的玫瑰純露混合，靜置四小時後，透過一塊布巾將漿露榨出來。這些堅果杏仁漿露就成了我們私密處保養乳液的基底成分，而剩下的杏仁果渣相當適合加入早餐麥片裡。

注意！這時候也能滴幾滴有機防腐劑，不過要確定它不會擾亂陰道菌叢。

陰道真菌感染藥草坐浴包

- 金盞花花朵……2份
- 西洋蓍草……1份
- 問荊……1份
- 長葉車前葉……1份

不管是預防性的，還是惱人的感染已經發生，這個藥草坐浴包都能派上用場：將這些藥草裝入一個麻袋或襪子裡束好，垂掛浸泡在泡澡水裡，建議的水溫大約是攝氏三十八度。

經期放鬆按摩油

- 甜杏仁油……25 ml
- 快樂鼠尾草……4滴
- 甜馬鬱蘭……2滴
- 真正薰衣草……2滴

靜脈篇

遇到靜脈問題，歐洲七葉樹（Rosskastanien）製品能帶來相當大的助益，不過我們當然可以運用精油照護配方來處理此類問題。這裡有幾款推薦的配方：

靜脈日常保養油

- 金盞花浸泡油……50 ml
- 綠花白千層……5滴
- 真正薰衣草……2滴
- 檀香……2滴

舒緩靜脈保養油

聖約翰草浸泡油……50 ml
快樂鼠尾草……2 滴
穗花薰衣草……2 滴
白千層……2 滴
歐白芷根……1 滴

靜脈活化流動保養油

金盞花浸泡油……50 ml
真正薰衣草……1 滴
義大利永久花……2 滴
檸檬香茅……2 滴
香桃木……2 滴
杜松漿果……1 滴
絲柏……2 滴

橘皮組織保養油

金盞花浸泡油……50 ml
桉油醇迷迭香……7 滴
玫瑰天竺葵……5 滴
葡萄柚……10 滴

橘皮組織滋養照護油

- 蘆薈浸泡油……20 ml
- 荷荷芭油……10 ml
- 檸檬香茅……2 滴
- 杜松漿果……1 滴
- 杜松……2 滴
- 玫瑰天竺葵……1 滴
- 葡萄柚……4 滴

歐洲七葉草酊劑

將削皮的歐洲七葉草切成小段，裝入玻璃瓶中，注入雙次蒸餾穀物烈酒後鎖緊瓶口。

將瓶子靜置在溫暖處三到四週，期間時不時去搖一搖瓶子。

這款酊劑會帶一點黃色。過濾後，裝入深色瓶。

您可以在沖洗劑裡添加這款酊劑，也可以用來做保養油膏。腿疼時，也能做成敷料。

歐洲七葉草油膏

以油膏的基礎配方為底，您可以利用這款酊劑做出靜脈保養油膏，只需要在油膏冷卻前拌入酊劑即可。靜脈保養油膏的精油我推薦香桃木、絲柏和杜松漿果，再用幾滴葡萄柚輔助。

Section 4

泡澡與春日療程配方

感覺微恙足浴鹽

松紅梅 …… 1滴
卡奴卡 …… 1滴
綠花白千層 …… 1滴
死海鹽 …… 1湯匙

當喉嚨癢、流鼻水、身體感覺很冷時，就來做個足浴吧！把所有材料混合，倒入足浴桶中。加入攝氏三十七度的溫水，水位越高越好。每日泡腳兩次，一次十分鐘。

樺木嫩芽純露洗髮精

啤酒（最好是 Pilsener 皮爾森啤酒）…… 100 ml
蛋黃 …… 1個
樺木嫩芽（Birkenknospen）純露 …… 100 ml
精油（例如馬鞭草酮迷迭香或真正薰衣草）…… 3滴

這配方出自我的作品《純露－植物水的溫和療癒力量》，一直是我鍾愛的配方之一：將蛋黃與啤酒用叉子充分混合，再拌入純露與精油。趁頭髮還濕的時候用此產品按摩至吸收，並留在髮上兩到三分鐘讓它發揮功效。仔細沖洗乾淨後以蘋果醋再次沖洗。

如果家裡有家用蒸餾器，就能在春天自製樺木嫩芽純露，不然的話在優質專賣店裡也能買到。**請務必注意，樺木嫩芽純露不適合內服！**

撫平毛燥洗髮精

中性洗髮精基底（由椰子油做成）……100 ml
雛菊浸泡油……5 ml
泛醇（維生素 B5 Complex）……2 ml
牛蒡根浸泡油……5 ml
馬鞭草酮迷迭香……4 滴
任選柑橘類精油……3 滴

將所有材料充分搖勻，裝入壓瓶即可。這款洗髮精能改善頭髮「毛燥亂飛」的狀況。在製作洗髮精之前，您須先用雛菊的頭狀小花製作雛菊浸泡油。牛蒡根油也可以依照我的浸泡油製作配方來自製。

春日療程篇

春日療程泡澡配方

香桃木……1 滴
葡萄柚……3 滴
絲柏……1 滴
杜松漿果……1 滴
乳香……1 滴
蜂蜜……1 茶匙

將精油與蜂蜜混合均勻，再乳化於泡澡水裡。

無力時的放鬆泡澡配方

快樂鼠尾草……4滴
伊蘭……2滴
真正薰衣草……4滴
甜橙……10滴

將精油混合均勻後取六滴，與蜂蜜、鮮奶油或死海鹽一起乳化在水裡做全身泡澡。此配方能為深感精疲力竭的人帶來益處。請注意，泡澡時水溫要盡可能維持在攝氏三十八度，泡澡時間十到十五分鐘（需要的話可以讓熱水持續流入！）。

疲憊時的身體沐浴膠

中性沐浴膠……50 ml
檸檬……8滴
黑胡椒……2滴
檀香……4滴

將精油滴入沐浴膠內，充分搖勻即可。我們不會隨時都有浴缸可用，我自己大部分時間偏好來個提振精神的淋浴。市面上能找到相當好的中性／未添加香氣的沐浴膠和洗髮精，很適合加入精油來增添趣味。

5 — 譯註：即高嶺土。

沁涼草本牙膏

鼠尾草純露	60 ml
植物甘油	5 ml
白礦泥[5]	適量
樺木糖	2 公克
葡萄柚	5 滴
佛手柑	2 滴
胡椒薄荷／檸檬薄荷	2 滴

我們也能自製牙膏，將純露和甘油與一些白黏土混合，直到呈現黏稠膏狀，接著拌入樺木糖和精油，並將成品倒入牙膏管或罐子，市面上能找到專用的空牙膏管，我自己是用罐子來裝牙膏，每次用牙刷從中取出需要的量。

清新鼠尾草身體噴霧

酒精（穀物烈酒或伏特加）	10 ml
香桃木	9 滴
鼠尾草	3 滴
醒目薰衣草	3 滴
檸檬	6 滴
純露（鼠尾草、香桃木、薰衣草等）	90 ml

將精油與酒精充分搖勻，再注入純露後倒入噴瓶裡就完成啦！這個配方當然可以按照個人的品味做其他調香修改。

迷迭香經典古龍水

佛手柑……**12滴**
檸檬……**3滴**
葡萄柚……**4滴**
橙花……**3滴**
馬鞭草酮迷迭香……**2滴**
95%藥用酒精……**70 ml**
橙花純露……**30 ml**

酒精與精油充分混合後，裝入深色瓶中「熟成」約三週。之後再加入純露充分搖勻，繼續熟成約四到六週再使用。此款古龍水相當能提振精神，並且迷迭香成分為它帶來一絲特別的藥草香氣。

煥采檸檬面膜

檸檬汁……**半顆**
蜂蜜……**1茶匙**
蛋黃……**1個**
鮮奶油……**2茶匙**

這款臉部的霜膜可以為勞累疲倦的皮膚帶來助益（這個配方據傳是出自瑪琳．黛德麗，是我阿姨傳給我的）。將所有材料混勻，塗在臉上。就像我先生說的：「敷完之後還可以舔掉。」

抗掉髮頭皮按摩油

椰子油	5 ml
小麥胚芽油	25 ml
月桂	2 滴
馬鞭草酮迷迭香	5 滴
真正薰衣草	2 滴

油性肌膚清爽面油

榛果油	50 ml
馬鞭草酮迷迭香	2 滴
穗花薰衣草	2 滴
薄荷尤加利（Eucalyptus dives）	1 滴

異位性皮膚炎與牛皮癬用油

新鮮摘採的繁縷（開花時的藥草）	1 把
甜杏仁油	150 ml

我過去的經驗證實繁縷（Vogelmiere）油膏能為多種不同的皮膚問題帶來極大助益。以下就是我用的配方：將植材浸泡油中，加溫至攝氏六十五度「熱萃」一到一個半小時。待浸泡油慢慢冷卻下來，靜置十二小時。過濾後用此浸泡油製作成油膏。

想要做油膏可以利用前面提到的基礎配方。這款油膏也能用在孩子身上！

抗皮膚搔癢護膚油

- 蘆薈浸泡油……20 ml
- 夏威夷堅果油……10 ml
- 真正薰衣草……3 滴
- 醒目薰衣草……3 滴
- 佛手柑……5 滴

灰指甲照護油

- 荷荷芭油……10 ml
- 沉香醇百里香……5 滴
- 玫瑰草……5 滴
- 冬季香薄荷……5 滴

甲癬不只讓人不舒服、難看，而且相對其他病症，甲癬也很難控制。可將此配方混合後，每日多次塗抹在患病指甲，療程很漫長，或許三週後您該稍微改變一下配方，下面是另一款配方。

灰指甲養護油

- 荷荷芭油……10 ml
- 松紅梅……8 滴
- 玫瑰草……4 滴
- 百里酚百里香……5 滴

抗蚊蟲香氣（但對付蜜蜂和胡蜂無效！）

在您的防曬乳或護膚霜裡拌入丁香精油。每二十五毫升的霜需要兩滴精油（不要再多，否則可能會對敏感肌膚造成皮膚刺激！），蚊蟲完全不喜歡丁香的氣味！另一個可行的替代方案是製作內含三到四滴丁香精油的空間噴霧。**注意！這款噴霧請勿用於幼兒，因為這樣的劑量已經太高了！**

牙齦舒緩漱口水

鹽水 …… **1咖啡匙**
佛手柑（或鼠尾草、白千層或自選精油） …… **2滴**

將精油與鹽水充分混合，連同一些溫水倒入玻璃杯，拌勻後用來漱口。嚐起來不錯，而且對牙齦問題很有幫助。

製作鹽水的方式很簡單，只需要在旋蓋式的玻璃瓶裡放一塊天然鹽，再注水完全淹過它。幾天後鹽塊就會溶化，瓶裡就是鹽水，我們可以好好利用它來漱口。

玫瑰花園美顏化妝水

有機小黃瓜 …… **半條**
玫瑰純露 …… **100 ml**
有機檸檬汁 …… **10 ml**

將黃瓜銼絲，越細越好，再隔著一層布巾或濾布壓出汁液。將這黃瓜水與剩下的材料混合並裝入噴瓶。大力搖勻，並在洗臉後用此化妝水噴灑在臉部、脖子與前胸，既清新宜人又使皮膚滑順。（用剩的產品要儲存在冰箱，並儘快使用完畢！）

Section 5

擴香・酊劑・藥草飲・食譜配方

擴香篇

請注意，這裡所提供的配方僅表示配方內各項的比例，當您使用薰香燈、擴香儀或是薰香風扇時，每次只要從配方裡取三到四滴即可。

抗疲勞配方

- 迷迭香……2滴
- 山雞椒……2滴
- 香桃木……3滴
- 大西洋雪松……3滴
- 苦橙葉……3滴

提振身心配方

- 檸檬香茅……7滴
- 真正薰衣草……2滴
- 瑞士石松……1滴

神清氣爽配方

- 胡椒薄荷……1滴
- 迷迭香……2滴
- 萊姆……6滴

精神煥然一新配方

佛手柑……5滴
檸檬香茅……3滴
橙花……1滴
沉香醇百里香……2滴

創意思考配方

穗花薰衣草……1滴
玫瑰天竺葵……1滴
零陵香豆……1滴
葡萄柚……5滴

鎮定安撫消毒配方

沒藥……3滴
血橙……3滴

憂傷時的陪伴配方

甜橙……5滴
橙花……1滴
岩玫瑰……1滴
香草……2滴

過動時的靜心配方

- 檸檬香茅……5滴
- 胡椒薄荷……1滴
- 玫瑰草……2滴

全然放鬆配方

- 血橙……5滴
- 佛手柑……2滴
- 香草……3滴

沉靜放鬆配方

- 墨西哥沉香……6滴
- 伊蘭……2滴
- 肉桂……1滴

對抗過勞配方

- 檸檬薄荷……5滴
- 玫瑰天竺葵……2滴
- 芫荽籽……1滴
- 廣藿香……1滴
- 大西洋雪松……2滴

抗緊張不安配方

檸檬香茅……5滴
廣藿香……2滴
鬚花杜鵑……5滴

抗焦慮配方

玫瑰……1滴
甜橙……2滴
快樂鼠尾草……1滴
大西洋雪松……1滴

調和五毫升荷荷芭油，此配方也可以做成滾珠瓶使用。

甜花香焦慮安撫配方

玫瑰……2滴
玫瑰天竺葵……2滴
紅桔……1滴
岩蘭草……1滴

抗焦慮定靜配方

甜橙……2滴
大西洋雪松……3滴
岩蘭草……1滴
血橙……5滴

抗壓力配方

葡萄柚……4滴
香桃木……2滴
絲柏……2滴
薰衣草……2滴

流感或感冒深呼吸配方

桉油醇迷迭香……10滴
檸檬香茅……4滴
杜松漿果……4滴

抗感冒呼吸流暢配方

瑞士石松……5滴
葡萄柚……10滴
花梨木……2滴

酊劑篇

酊劑大多是利用七十度的酒精調製而成，將選用的植材裝入廣口玻璃瓶中，注入雙次蒸餾穀物烈酒或超強穀物烈酒，每天都要把浸泡物搖晃一下。大部分的酊劑都需要溫暖才能熟成，但不一定要陽光直曬。我很幸運，房間有扇朝東的窗戶，早上陽光會照進來，房裡暖和但又不會太熱。我們要讓酊劑在這個環境浸泡四到六週。

時期滿了就仔細過濾植材，這裡我會建議使用棉製茶用濾布，這個東西通常在超市就能買到，因為會有極細微的植物殘渣浮在上面，這樣做殘渣就不會掉進酊劑成品裡。下面列出幾樣您可以自製的酊劑，以及他們應用的方向（討論個別病症時，我偶爾也會提到某款特定的酊劑及它的用法）。**注意！胃潰瘍或潰瘍性大腸炎患者，請勿使用酊劑！**

纈草酊劑（Valeriana officinalis）

以纈草根部浸製而成。根部須仔細洗淨，切成小段。這款酊劑對於睡眠困擾很有幫助。取二十滴酊劑溶入一杯水裡，於睡前半小時服用。此酊劑也能有效對付恐慌症，這時候滴五滴在一顆方糖上口含服用。

歐白芷根酊劑（Angelica archangelica）

以洗淨的根部浸製而成，就像纈草酊劑。疲勞和注意力不集中時，每日兩到三次，一次最多十滴，以一杯水稀釋，餐後服用。

小白菊酊劑

將小白菊花朵按照酊劑配方調製。此酊劑可以抗頭痛（急性），每日兩次，一次最多二十滴，配一杯水服用。

歐洲七葉樹酊劑

可用來處理靜脈問題和製作油膏

藥草飲

支氣管炎舒緩藥草飲

迷迭香……1份
沉香醇百里香／鋪地百里香……1份

將植材混合均勻，以一杯熱水沖泡一尖茶匙配方藥草，浸泡五到十分鐘，可加蜂蜜增甜，盡可能趁熱喝。

支氣管炎養護藥草飲

百里香……1份
長葉車前葉……1份
茴芹根（Pimpinella）……1份
洋茴香籽……1份

婦科不適藥草飲

西洋蓍草……4份
斗篷草……2份
香蜂草……2份
蛇麻草花……2份
薰衣草……1份
聖約翰草……1份
金盞花……1份

依比例混合上述植材後，以一杯滾水沖泡一到兩尖茶匙配方藥草，浸泡十分鐘，可用蜂蜜增甜。

依比例混合上述植材後，以一杯滾水沖泡一到兩尖茶匙配方藥草，浸泡十分鐘，可用蜂蜜增甜。這款茶飲有助改善更年期不適，對於經前症候群、偏頭痛、氣象病等等也有幫助。

患橘皮組織的輔助茶飲

蒲公英根……2份
旋果蚊子草……2份
草莓葉……1份
甜羅勒……2份
歐山楂（Weißdorn）花……1份
鼠尾草……2份

依比例混合上述植材後，兩茶匙配方藥草以一杯冷水泡製，三小時以後稍微煮滾一下並浸泡十分鐘，過濾後即可飲用。

緊張不安時的溫和茶飲

薰衣草花……1份
聖約翰草……2份
香蜂草……2份

依比例混合上述植材後，一茶匙配方藥草以一百五十毫升滾水沖泡，最多浸泡十分鐘，此款茶飲每日最多喝三杯。

輕微憂鬱情緒藥草飲

苦艾（Wermutkraut）……1份
迷迭香葉……1份
西番蓮（Passionsblumenkraut）……1份

混合植材後，一茶匙配方藥草以一百五十毫升滾水沖泡，浸泡五到七分鐘，過濾。每日一到兩杯。此配方也適用冬季憂鬱症。

減緩偏頭痛藥草飲

旋果蚊子草花……4份
胡椒薄荷……5份

混合植材後，一茶匙配方藥草以一杯滾水沖泡，浸泡八到十分鐘，過濾飲用。每日一到兩杯。

緩解脹氣藥草飲

胡椒薄荷……1份
搗碎的甜茴香……1份
香蜂草……1份

混合植材後，一茶匙配方藥草以一杯滾水沖泡，浸泡八到十分鐘，過濾後飲用。

草本養肝茶

水飛薊（Mariendistel）種子……4份
洋甘草（Süßholz）根……3份
蒲公英全株與根部……3份

混合植材後，一茶匙配方藥草以一杯滾水沖泡，浸泡十分鐘，過濾飲用。每日兩次，一次一杯。

甜夢助眠藥草飲

玫瑰花苞……2份
香蜂草……2份
橙花……2份
薰衣草花……1份

混合植材後，一茶匙配方以一杯熱水沖泡，浸泡十分鐘，需要的話可以稍微增甜，上床睡覺前以小口啜飲方式服用。若您無法取得橙花，在茶飲內添加一點橙花純露也很有幫助。

食譜篇

奶奶的熊蔥湯

- 熊蔥葉……滿滿2把
- 中等大小的洋蔥……1顆
- 奶油……2湯匙
- 麵粉……1湯匙
- 蔬菜高湯……1公升
- 酸奶油（Sauerrahm）……1湯匙
- 鹽……適量

將洋蔥切細碎，煎至金黃。

↓

加入麵粉，炒成奶油麵糊，再加入蔬菜高湯，稍微煮滾一下。

↓

將熊蔥葉切細碎，連同酸奶油拌入滾沸的湯裡。

熊蔥青醬

- 熊蔥……2到3把
- 松子……1湯匙
- 磨至極細的Pecorino或Pedano起司……50公克
- 冷壓初榨橄欖油……10ml
- 胡椒……適量
- 鹽……適量

最好使用半月刀，將熊蔥儘量切細碎。

↓

在磨臼裡將松子搗碎。

↓

熊蔥、松子和起司在碗裡混合後倒入橄欖油。

↓

全部材料充分攪拌後，在室溫下靜置幾小時。

↓

按個人口味加入胡椒和鹽，再分裝至小罐子裡。

若存放在陰暗處，這款青醬可保鮮長達兩個月。這是我最愛的食譜之一，因為它也耐放。

奶奶的吉卜賽馬鈴薯

將半公斤的粉質馬鈴薯（mehlige Kartoffeln）在鹽水裡煮軟，再過篩成泥，拌入五十公克的奶油後，先放置一旁。

煮馬鈴薯的同時，另一邊將熊蔥葉切成粗段，用大約八分之一公升的清水稍微煮軟，過濾並過篩成泥。

把成泥狀的熊蔥葉加入四分之一公升牛奶裡，靜置一下，接著快速拌入馬鈴薯泥裡頭，並用鹽和胡椒調味。

啊～想到這道菜，就想起它讓童年時的我們吃得多麼津津有味啊！這時候通常還會搭配著油煎香腸一起吃。這道馬鈴薯當然不只能搭配油煎小香腸，也適合搭配牛排。

異株蕁麻糖漿

新鮮異株蕁麻……25公克
蜂蜜……75公克

在陶罐裡將兩種材料分層堆疊，儲存在恆溫的地下室裡。這款糖漿在感冒時能派上用場。

異株蕁麻濃湯

蕁麻嫩葉用沸水煮軟，切細絲，連同一個清爽的奶油麵糊一起煎到赤棕色後，加水稍微煮滾一下，拌入酸奶油煮成湯。調味一番後，搭配烤過的黑麥麵包丁一起上桌。

異株蕁麻藥酒

滿滿一把蕁麻葉放入一公升紅酒裡，煮滾，放涼後依個人喜好以蜂蜜調味。這款藥酒能提振疲弱的免疫系統。

異株蕁麻蛋花湯

將切細碎的洋蔥在油裡稍微炸一下，倒入肉高湯。將蕁麻嫩枝切細碎後倒入滾一陣子。加一顆蛋進去，打散，調味之後搭配黑麥麵包丁一起上桌。

異株蕁麻籽

我們可以把蕁麻籽當作香料撒在麵包或沙拉上，也可以添加在湯品或是塗麵包的奶酪渣抹醬裡，還可以加入麵包裡烘焙。

異株蕁麻燉飯

用燉飯專用米、洋蔥、橄欖油做出一道燉飯，先用一點奶油炸一下切成粗片的異株蕁麻，在燉飯快完成前拌入。上桌時撒上帕馬森起司。

異株蕁麻日式天婦羅

用做歐式煎餅（Palatschinken）或啤酒麵包的麵糊包裹蕁麻葉，在熱鍋裡油炸。上桌時搭配醬油享用。

異株蕁麻千層麵

蕁麻嫩葉	500公克
蘑菇	500公克
莫札瑞拉起司	500公克
千層麵皮	12片
鮮奶油	200 ml
番茄泥	400公克
調味用香草、鹽、胡椒	適量

將蕁麻用沸水稍微煮一下，瀝乾。

莫札瑞拉起司和蘑菇切片。

將鮮奶油及番茄泥混合並調味。

在抹了油的烘焙模具裡交替放入千層麵皮、蕁麻、蘑菇、醬料、起司，直到所有材料用盡為止。最上層要放莫札瑞拉起司。

在大約攝氏兩百度的烤箱裡烤熟即可。

助眠蛇麻草烈酒

在一只廣口玻璃罐裡裝滿翠綠的蛇麻草毬果（選用雌性毬果），再灌滿雪莉酒，一定要完全淹過蛇麻草毬果才行。

關緊玻璃罐，讓這混合物長時間靜置四個禮拜，之後便可過濾，並依個人口味用糖漿增甜。

這款「助眠好幫手」也是家族裡流傳久遠的配方，這次是我的曾祖母Theresia的配方。另外自製糖漿相當簡單：五十公克糖與五十公克水一起煮滾，直到糖全部溶化就完成了。

春日香草沙拉

蒲公英葉（越嫩越好）……**3份**
繁縷……**1份**
長葉車前葉……**1份**
雛菊（葉片、花苞、花朵都要）……**1份**
寬葉羊角芹葉（越幼嫩越好）……**1份**

如果您家裡有花園，要準備一盤美味滿點的春日藥草沙拉真的只要走進花園就夠了，因為幾乎所有要用到的藥草在這裡都找得到。還可以為每個人準備一顆切片的水煮蛋！至於醬料，我會用香堇菜醋、油菜籽油、一點糖、還有鹽和胡椒。喜歡的話，還可以用一湯匙酸奶油增添細緻風味。配著新鮮法式長棍一起享用，嗯……美味！

春日花園藥草湯

我會用下列清單裡的植物來熬煮春日藥草湯（這份清單可以隨意更改或增添）：異株蕁麻，金錢薄荷（Gundelrebe），西洋蓍草嫩葉，酸模（Sauerampfer），寬葉羊角芹（反正我的一大堆花台裡狂長，該拿來吃了！），雛菊，繁縷，西洋蒲公英嫩葉，和白野芝麻葉，熊蔥也可以加入清單。

不管在花園裡找到什麼，我都會放進我的湯鍋裡！首先將奶油拌麵粉一起煎到赤棕色，再倒入蔬菜高湯，然後加入切細碎的藥草。我喜歡把湯品用小火慢燉十五分鐘左右。拌入八分之一公升酸奶油，再用香料調味，然後搭配黑麥麵包一起上桌。

神奇藥草湯

高麗菜……1顆
紅椒、青椒、黃椒……各1顆
白洋蔥……1顆
青蔥……1把
紅蘿蔔……3到4根
去皮番茄……1罐
蔬菜高湯塊……1個
胡椒、藏茴香、薑、辣椒（隨個人口味）……適量

將蔬菜切塊，隨清水與高湯塊一起煮滾，再用調味料讓味道更細緻。這些蔬菜應該是有嚼勁的，所以不要煮太軟。如果是當作正餐吃，就配一片烤過的黑麥吐司。

這份食譜出自我的姊妹Sigrid，雖說是設計給六到八人享用的，不過可以多次加熱，連吃好幾天（比如在春日療程期間）。這款湯品放冰箱可以保存好幾天沒問題。附帶一提，如果我們在這段時間光喝湯、不吃其他餐點的話，真的會變瘦喔！

「善待你的身體，好使你的靈魂樂意居住其中。」

——西班牙天主教修女 聖女大德蘭（Teresa von Avila）

Tu deinem Leib etwas Gutes,
damit deine Seele Lust hat,
darin zu wohnen.

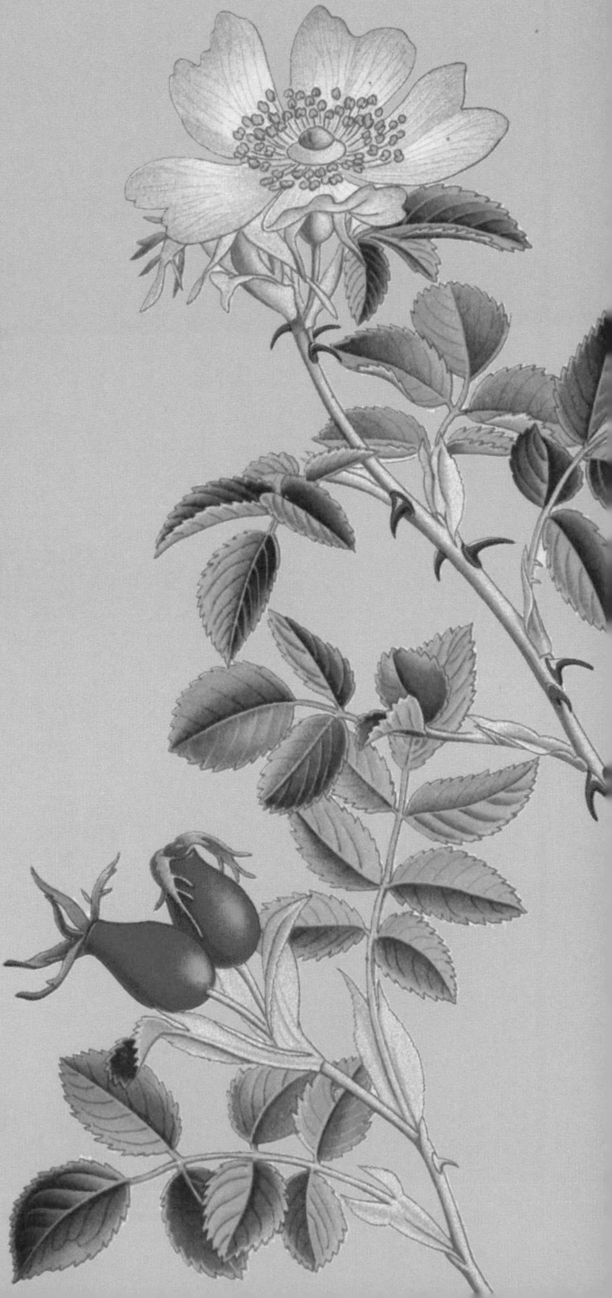

Chapter 7

使用原則與索引

Section 1
還有一些小叮嚀

Section 2
精油．純露．植物油．藥草
分類對照表

Section 3
索引

Section 1

還有一些小叮嚀

薰香燈、水氧機和其他類似的器具，差異何在？

使用薰香器具時一定要注意的事

總是有人問我哪種空間薰香方式比較好。這個問題很難回答，因為答案取決於很多因素。不管用的是哪種，重要的是我們要知道：如果我們長時間待在有薰香的空間裡，經過一段時間之後，鼻子就再也聞不到香氣了。

因此我會建議：薰香燈開了半小時到四十五分鐘之後，就關掉一陣子，或是把蠟燭吹熄。您會說：「那不就真的什麼都聞不到了！」

其實，關機後和關機前，薰香的效果一樣都在！您如果離開那個空間幾分鐘，再回去時就會發現，其實香氣一直漂浮在空間裡。

現在我們依序介紹各種薰香設備：

使用茶燭的薰香燈

要選用茶燭薰香燈之前，須確定您的孩子不會「好奇」到把薰香燈當作玩具或是一心想佔有它。明火可不是孩子小手能碰的東西啊！

使用明火的薰香燈時（直到幾年前，這肯定還是最常見的經典薰香形式）有兩個重點一定要注意，薰香燈上的盛水凹盤的容量一定要夠，還有火焰和盛水凹盤的距離不能安排得太近，否則盛著精油的水會過熱，有時候甚至會開始沸騰而非揮發，這樣完全無法達到薰香效果。這種茶燭薰香燈適合用於九坪以下的空間。

插電式薰香燈

市面上有一系列漂亮的薰香燈，可同時用來裝點布置空間，有些還帶著五彩繽紛的玻璃罩。插電式薰香燈有一個玻璃容器，讓水和精油能裝在裡頭一起揮發，明亮燈泡所散發的熱度會溫和地加熱水和精油，香氣便會散布在空間裡。

我非常喜歡這種空間薰香器，因為我們可以一連兩、三小時不用特別去顧它，也不怕液體會加溫過頭。插電式薰香燈最多適合約六坪的空間。

水氧機

水氧機出現在市面上已經一段時間了。這種電動裝置本身不會變熱，因為有溫度調控器。水氧機能很優雅地將精油「如雲霧般吹入」空間。

水氧機的形狀大多像是凱格爾運動用具，在尖端的部分有個開口，雲霧蒸氣就從那裡飄出，把精油散布在空間中。有些水氧機看起來像座小火山。

這種用具也需要精油加水一起使用，它能讓油水混合物以微粒的形式揮發、用幾乎無噪音的方式吹入房間空氣裡。水氧機的薰香空間範圍最多大約九坪。當加入的水用光了，水氧機會自動關機。

擴香風扇

擴香風扇同樣也是電動的，不過只加精油不用加水。將精油滴在一塊毛布上，然後輕聲運轉的風扇會將香氣散播到空間裡。這塊毛布放在擴香風扇底層的溝槽裡，更換起來很方便。風扇所抽吸的空氣會經過這塊毛布，藉此方式把精油帶入房間空氣裡。

這種裝置大多有兩段強度。我覺得，在超過九坪的空間裡使用薰香風扇才比較合理。方便起見，我們也可以把薰香風扇接在具有定時功能的插座上，理想的方式是每次薰香半個小時，然後暫停一小時。

擴香石

擴香石是種上釉的陶器，有多種顏色和形狀，同樣是電動加溫。使用時，在擴香石上方的淺凹槽裡先加一點水，再滴入精油。

擴香石不會變燙，摸起來頂多暖暖的，因此特別適合用在孩子們玩耍的空間。精油在上頭不會「著火」。擴香石只適合不到六坪的小空間。

擴香竹

擴香竹是用一些木頭細棍（大部分是藤做的）插入一個含有芳香配方的瓶子裡，這配方的成分有精油、酒精、植物甘油。擴香竹種特別適合用來散發暗暗幽香。不過使用時要注意，不要放置在幼兒伸手可及之處，因為這新奇的玩意兒可能會誘使他們喝掉瓶內的液體！

香陶石／陶珠

這是一種沒有上釉的陶土芳香石，在石頭上滴上純精油，香陶石便會將香氣慢慢散到空氣裡。香陶石很適合放在床頭櫃，用香氣啟動「睡意」。

芳香噴泉（Fragrance Fountain）

芳香噴泉結合了濕潤空氣的功能和精油提振的效用，能創造出很舒服的空間氛圍。您可以在市面上找到極多款式的芳香噴泉。小型芳香噴泉適合用在七坪以下的空間，大一點的噴泉可以讓類似旅館門廳等空間芬芳宜人（因此購買時請務必留意噴泉的大小），可惜那些精美上等的芳香噴泉都相當昂貴。

Section 2

精油・純露・植物油・藥草分類對照表

精油列表

序號	德文名稱／拉丁學名	中文名	效用	禁忌症
1	AMYRIS 或 “WESTINDISCHES SANDELHOLZ” *Amyris balsamifera*	阿米香樹／西印度檀香	護膚，和諧，紓壓	無
2	ANGELIKAWURZEL *Angelica archangelica*	歐白芷根	殺菌，抗發炎，消解黏液，促消化，改善緊張不安、壓力、焦慮、睡眠障礙等狀況	內含光敏物質：日光浴前勿用
3	ANISSAMEN *Pimpinella anisum*	洋茴香	抗菌，促消化，消解痙攣，放鬆	勿長期使用，注意劑量
4	ASHWAGHANDA *Withania somnifera*	南非醉茄	鎮定安撫，有助紓壓，帶來希望感，抗發炎	注意劑量
5	ATLASZEDER *Cedrus atlantica*	大西洋雪松	感冒，支氣管炎，尿道感染，緊張不安，皮膚保養	癲癇患者不宜
6	BENZOE SIAM *Styrax tonkinensis*	暹羅安息香	皮膚問題，安撫鎮定，助眠	嬰兒不宜

7	BERGAMOTTE *Citrus bergamia*	佛手柑	助傷口癒合，抗發炎，焦慮，憂鬱，壓力，感染症	日光浴前勿用
8	BERGAMOTTEMINZE *Mentha citrata*	檸檬薄荷	幫助學習，護膚，改善搔癢	無
9	BLUTORANGE *Citrus sinensis 'Moro'*	血橙	改善光缺乏症，緊張不安，壓力	日光浴前勿用
10	BOHNENKRAUT 或 BERGBOHNENKRAUT *Satureja montana*	冬季香薄荷	促消化，除黴菌（指甲癬），提升專注力	注意劑量
11	CAJEPUT *Melaleuca cajeputi* 或 *Melaleuca leucadendron*	白千層	感冒症狀，減輕疼痛，提升專注力	未滿半歲的嬰兒不宜
12	CHAMPACA *Michelia champaca*	黃玉蘭	護膚，改善憂鬱，紓壓，平衡	注意劑量
13	CISTROSE *Cistus ladaniferus*	岩玫瑰	皮膚問題，痤瘡，異位性皮膚炎，牛皮癬，猩紅熱，百日咳，膀胱炎	注意劑量
14	EUCALYPTUS CITRIODORA 或 ZITRONENEUKALYPTUS *Corymbia citriodora*	檸檬尤加利	防蚊蟲	注意劑量
15	EUCALYPTUS GLOBULUS *Eucalyptus globulus*	藍膠尤加利	感冒症狀	注意劑量

序號	德文名稱／拉丁學名	中文名	效用	禁忌症
16	EUCALYPTUS RADIATA *Eucalyptus radiata*	澳洲尤加利	感冒症狀，風濕不適	注意劑量
17	EUCALYPTUS STAIGERIANA *Eucalyptus staigeriana*	史泰格尤加利	感冒症狀，身心症	注意劑量
18	FENCHEL *Foeniculum vulgare var. dulce*	甜茴香	消化問題，感冒症狀，支氣管炎	勿長期使用，注意劑量
19	GINSTER *Spartium junceum*	鷹爪豆	放鬆，消解痙攣，安撫鎮定，帶來安全感	注意劑量
20	GEWÜRZNELKE *Syzygium aromaticum*	丁香	鎮定安撫，「聖誕香氣」，提升專注力，防蚊蟲	注意：會刺激皮膚
21	GRAPEFRUIT *Citrus paradisi*	葡萄柚	提振精神，給予活力，促血液循環，百日咳，支氣管炎，青春期危機，焦慮	無
22	HO-BLATT *Cinnamomum camphora ct. linalool*	芳樟葉	護膚，強化結締組織，抗菌，抗病毒，放鬆，鎮定安撫	無
23	IMMORTELLE *Helichrysum italicum*	義大利永久花	血腫，瘀青，傷口，牛皮癬，防曬	注意劑量
24	JASMIN *Jasminum sambac* *Jasminum grandiflorum*	小花茉莉，大花茉莉	月經問題，經前症候群，更年期不適，生產準備，焦慮，失眠，憂鬱	注意劑量

25	KAMILLE RÖMISCH *Chamaemelum nobile* 或 *Anthemis nobilis*	羅馬洋甘菊	牙痛，嬰兒腸絞痛，感冒，護膚，壓力，睡眠問題，過動	對菊科植物過敏者要小心！注意劑量
26	KANUKA *Leptospermum ericoides* 或 *Kunzea ericoides*	卡奴卡／昆士亞	抗發炎，強化靜脈，促進淋巴流動，平衡	無
27	KARDAMOM *Elettaria cardamomum*	豆蔻	緩解脹氣，消解痙攣，消解黏液，抗皮膚黴菌，指甲黴菌	懷孕時使用要小心
28	KAROTTENSAMEN *Daucus carota*	胡蘿蔔籽	皮膚再生，鎮定安撫，玫瑰痤瘡，甲床炎	注意：促進經血（懷孕時勿用），可能會提高皮膚的光敏性
29	KORIANDERSAMEN *Coriandrum sativum*	芫荽籽	流行性感冒，精疲力竭，提升專注力	無
30	KREUZKÜMMEL *Cuminum cyminum*	小茴香	消解痙攣，抗脹氣，可用來替代藏茴香	注意劑量
31	KÜMMEL *Carum carvi*	藏茴香	消解痙攣，抗脹氣，可用來替代小茴香	注意劑量
32	LAVANDIN *Lavandula intermedia*	醒目薰衣草	給予活力，提升專注力，助傷口癒合，感冒症狀，止癢，止痛，風濕症，鼻竇不適，防蚊蟲	無
33	LAVENDEL FEIN *Lavandula angustifolia*	真正薰衣草	鎮定安撫，頭痛，皮膚問題，感冒症狀，燒燙傷，蚊蟲叮咬，睡眠問題，焦慮，壓力	無

序號	德文名稱／拉丁學名	中文名	效用	禁忌症
34	LEMONGRASS *Cymbopogon flexuosus, Cymbopogon citratus*	檸檬香茅	激勵免疫系統，提振精神，驅蚊蟲，減緩疼痛，痤瘡	可能會刺激皮膚 嬰幼兒不宜使用
35	LINALOEHOLZ *Bursera delpechiana*	墨西哥沉香	抗壓，鎮定安撫，護膚	無
36	LITSEA CUBEBA *Litsea cubeba*	山雞椒	緊實，抗感染，淨化空氣，提振精神，激勵	注意：使用純劑可能會刺激皮膚
37	LORBEER *Laurus nobilis*	月桂	淋巴問題，頭皮屑，掉髮，風濕，肌肉疼痛	注意劑量
38	MANDARINE ROT *Citrus reticulata*	紅桔／橘子	鎮定安撫，帶來安全感，放鬆，睡眠問題，焦慮，不安	無
39	MANUKA *Leptospermum scoparium*	松紅梅	搔癢，皮膚問題，傷口，足癬，感冒症狀，增強免疫系統	無
40	MELISSA *Melissa officinalis*	香蜂草	鎮定安撫，抗壓，經痛，放鬆，睡眠問題，花粉症，氣喘，抗病毒，唇疱疹	注意劑量
41	MIMOSE *Acacia dealbata*	銀合歡	消除焦慮，壓力，護膚（痤瘡）	無
42	MUSKATELLERSALBEI *Salvia sclarea*	快樂鼠尾草	護膚（痤瘡，頭皮屑，汗，黴菌），賦予勇氣，荷爾蒙問題	注意劑量

43	MYRRHE *Commiphora molmol* 或 *Commiphora myrrha*	沒藥	消解壓力，親膚，助傷口癒合，和諧	懷孕時使用要小心
44	MYRTE *Myrtus communis*	香桃木	感冒症狀，花粉症，強化免疫力，耳朵發炎，護膚（痤瘡）	無
45	NARDE *Nardostachys jatamansi*	穗甘松	帶來腳踏實地感，消解痙攣，放鬆，鎮定安撫	注意劑量
46	NEROLI [ORANGENBLÜTE] *Citrus aurantium [flos]*	橙花	受驚嚇特效油！氣喘，哮吼，喉炎，壓力，焦慮，消解痙攣，帶來安全感，提振心情，皮膚問題	無
47	NIAOULI *Melaleuca quinquenervia*	綠花白千層	感冒症狀，傷口，免疫系統，皮膚問題，提升專注力	注意劑量
48	ORANGE SÜSS *Citrus sinensis*	甜橙	壓力，焦慮，鎮定安撫，消解痙攣	無
49	PALMAROSA *Cymbopogon martinii*	玫瑰草	退燒，抗病毒，消解痙攣，痤瘡，廣泛皮膚問題，黴菌	無
50	PATCHOULI *Pogostemon cablin*	廣藿香	助傷口癒合，對付感冒，護膚，痤瘡，黴菌，緊張不安，賦予力量	注意劑量
51	PFEFFERMINZ *Mentha piperita*	胡椒薄荷，歐薄荷	提振精神，澄清思慮，抗菌，助傷口癒合	絕對不可用來泡澡！不要塗在眼睛附近。

序號	德文名稱／拉丁學名	中文名	效用	禁忌症
52	RAVINTSARA *Ravintsara aromatica*	芳香羅文莎葉	帶狀疱疹，流行性感冒，痙攣，壓力	注意劑量
53	RHODODENDRON *Rhododendron anthopogon*	髯花杜鵑	感冒症狀，流行性感冒，抗病毒，抗菌，抗發炎，減緩疼痛	注意劑量
54	ROSE *Rosa damascena* *Rosa centifolia*	大馬士革玫瑰 千葉玫瑰	鎮定安撫，消除焦慮，帶來安全感，護膚，對付感冒	注意劑量
55	ROSENGERANIE *Pelargonium graveolens*	玫瑰天竺葵	感冒症狀，皮膚問題，濕疹，調節荷爾蒙，壓力，憤怒，精疲力竭，防蚊蟲	注意劑量
56	ROSENHOLZ *Aniba rosaeodora*	花梨木	護膚，對付感冒（耳鼻喉病症）焦慮，睡眠問題，不安	無
57	ROSMARIN 1,8-CINEOL *Rosmarinus officinalis* ct. 1.8-cineole	桉油醇迷迭香	對付感冒，消解黏液，激勵，肌肉疼痛	注意劑量
58	ROSMARIN VERBENON *Rosmarinus officinalis* ct. verbenone	馬鞭草酮迷迭香	護膚，對付感冒，消解痙攣	無
59	LAVANDELSALBEI *Salvia triloba*	薰衣草鼠尾草	肌肉疼痛，風濕	注意劑量
60	SANDELHOLZ *Santalum album*	檀香	免疫系統，護膚，減緩搔癢，痤瘡，支氣管炎，喉炎，膀胱炎	注意劑量

61	SCHAFGARBE *Achillea millefolium*	西洋蓍草	抗發炎，抗感染	對菊科植物過敏者要小心！注意劑量
62	THYMIAN LINALOOL 或ZITRONENTHYMIAN *Thymus vulgaris* ct. linalool	沉香醇百里香	免疫系統，尿道感染，耳鼻喉問題，強化自我意識	無
63	THYMIAN THYMOL *Thymus vulgaris ct. thymol*	百里酚百里香	感冒症狀，流行性感冒，增強免疫系統	高血壓患者不宜
64	TONKA *Dipteryx odorata*	零陵香豆	鎮定安撫，帶來安全感，放鬆，睡眠問題，焦慮，不安	注意劑量
65	VANILLE *Vanilla planifolia* 或 *Vanilla frgrans*	香草	鎮定安撫，帶來安全感，放鬆，睡眠問題，焦慮，不安	注意劑量
66	VEILCHEN *Viola odorata*	紫羅蘭	心靈淤塞，壓力，護膚，痤瘡	無
67	VETIVER *Vetiveria zizanioides*	岩蘭草	帶來腳踏實地感，消解痙攣，放鬆，鎮定安撫，護膚，強化自我意識	注意劑量
68	VIRGINIA-ZEDER *Juniperus virginiana*	維吉尼亞雪松	痤瘡，濕疹，呼吸道感染，支氣管炎，膀胱炎	癲癇患者不宜
69	WACHOLDER *Juniperus communis*	杜松漿果／杜松子	促進血液循環，風濕，低血壓，消解痙攣，皮膚炎，濕疹，痤瘡	高血壓患者不宜

序號	德文名稱／拉丁學名	中文名	效用	禁忌症
70	WEIHRAUCH ARABISCH *Boswellia sacra* 或 *Boswellia carterii*	乳香	護膚，對付感冒，鎮定安撫，抗憂鬱	無
71	WEISSTANNE *Abies alba*	歐洲冷杉	感冒症狀，空間殺菌	注意劑量
72	WINTERGRÜN *Gaultheria procumbens*	芳香白珠／冬青	肌肉疼痛，風濕	注意劑量
73	YLANG-YLANG *Cananga odorata*	依蘭	放鬆，抗痙攣，鎮定安撫，帶來安全感，降血壓	注意劑量
74	YSOP DECUMBENS *Hyssopus officinalis* var. *decumbens*	高地牛膝草	消解黏液，對付感冒，疱疹，氣喘，強化神經，消解焦慮	無
75	ZIMTBLATT *Cinnamomum ceylanicum*或 *Cinnamomum verum*	錫蘭肉桂葉	放鬆，抗痙攣，鎮定安撫，帶來安全感	僅可用於薰香
76	ZIRBELKIEFER *Pinus cembra*	瑞士石松	感冒症狀，空間殺菌．賦予生命力	無
77	ZITRONE *Citrus limon*	檸檬	護膚，空間殺菌，消化不適，退燒，處理贅疣，提升專注力	無
78	ZYPRESSE *Cupressus sempervirens*	絲柏	傷口，消解痙攣，抑制出汗，減緩疼痛，鎮定安撫，不安，相信自己，百日咳，驅蚊蟲	癲癇患者不宜

純露列表

序號	德文名稱／拉丁學名	中文名	效用
1	AUGENTROST *Euphrasia rostkoviana*	小米草	眼部照護，眼睛疲勞時使用
2	BERGAMOTTEMINZE *Mentha citrata*	檸檬薄荷	抗感染，帶來活力，薰香，空間噴霧 護膚
3	HAMAMELIS *Hamamelis virginiana*	金縷梅	護膚（痘痘肌），體香劑
4	HOLUNDER *Sambucus nigra*	西洋接骨木	護膚
5	KAMILLE *Anthemis nobilis*	羅馬洋甘菊	護膚
6	LAVANDIN *Lavandula intermedia*	醒目薰衣草	抗病毒，護膚，薰香
7	LAVENDEL *Lavandula angustifolia*	真正薰衣草	抗發炎，抗感染，鎮定安撫，護膚，薰香
8	MELISSE *Melissa officinalis*	香蜂草	抗感染，鎮定安撫，抗發炎，抗病毒
9	ORANGEBLÜTE (NEROLI) *Citrus aurantium ssp. amara*	橙花	護膚，空間芬芳
10	PFEFFERMINZE *Mentha piperita*	胡椒薄荷／ 歐薄荷	殺菌，帶來清涼感

序號	德文名稱／拉丁學名	中文名	效用
11	ROSE *Rosa damascena* *Rosa centifolia*	大馬士革玫瑰， 千葉玫瑰	抗發炎，抗感染，鎮定安撫，結膜炎，護膚，薰香
12	ROSMARIN *Rosmarinus officinalis*	迷迭香	抗發炎，抗感染，帶來活力，護膚，薰香
13	ROTKLEE *Trifolium pratense*	紅花苜蓿	更年期不適，護膚
14	SALBEI *Salvia officinalis*	鼠尾草	抗感染，抗發炎，帶來清新感
15	TEEBAUM *Melaleuca alternifolia*	茶樹	護膚（痘痘肌），體香劑
16	THYMIAN *Thymus vulgaris*	沉香醇百里香	護膚（痘痘肌），薰香

植物油列表

基底油（壓榨而得）

序號	德文名稱／拉丁學名	中文名	效用
1	APRIKOSENKERNÖL *Prunus armeniaca*	杏桃核仁油	護膚，功效與甜杏仁油相同
2	AVOCADOÖL *Persea americana*	酪梨油	護膚
3	HAGEBUTTENSAMENÖL *Rosa mosqueta*	玫瑰果油	護膚，助傷口癒合
4	HANFÖL *Cannabis sativa*	大麻籽油	護膚，感冒症狀
5	HASELNUSSÖL *Corylus avellana*	榛果油	護膚，防曬，感冒症狀
6	JOJOBAÖL *Simmondsia chinensis*	荷荷芭油	護膚，保護
7	KOKOSÖL *Cocos nucifera*	椰子油	護膚
8	MACADAMIANUSSÖL *Macadamia integrifolia*	夏威夷堅果油／昆士蘭堅果油／澳洲堅果油	護膚
9	MANDELÖL *Prunus dulcis*	甜杏仁油	護膚

序號	德文名稱／拉丁學名	中文名	效用
10	NACHTKERZENÖL *Oenothera biennis*	月見草油	異位性皮膚炎及牛皮癬患者的護膚油，有助改善更年期不適
11	OLIVENÖL *Olea europaea*	橄欖油	護膚
12	RAPSÖL *Brassica napus*	油菜籽油／芥花油	護膚，油膏
13	SONNENBLUMENKERNÖL *Helianthus annuus*	向日葵油／葵花油	護膚，泡澡
14	TRAUBENKERNÖL *Vitis vinifera*	葡萄籽油	護膚

浸泡油（以橄欖油、甜杏仁油、荷荷芭油、花生油等等浸漬藥草而得）

序號	德文名稱／拉丁學名	中文名	效用
1	ALOE VERA *Aloe barbadiensis*	蘆薈浸泡油	異位性皮膚炎及牛皮癬患者的護膚油，曬傷
2	RINGELBLUMENÖL *Calendula officinalis*	金盞花浸泡油	護膚
3	LAVENDELÖL *Lavandula angustifolia*	薰衣草浸泡油	護膚

4	THYMIANÖL *Thymus vulgaris*	百里香浸泡油	感冒症狀
5	JOHANNISKRAUTÖL *Hypericum perforatum*	聖約翰草浸泡油	曬傷時可用，耳痛，一般疼痛
6	GÄNSENBLÜMCHEN-MAZERAT *Bellis perennis*	雛菊浸泡油	護膚
7	ACKERSTIEFMÜTTERCHEN *Viola arvensis*	野生堇菜浸泡油	護膚
8	VOGELMIEREN-MAZERAT *Stellaria media*	繁縷浸泡油	護膚
9	SCHAFGARBENBLÜTEN-MAZERAT *Achillea millefolium*	西洋蓍草花浸泡油	護膚
10	KLETTENWURZELÖL *Arctium lappa*	牛蒡根浸泡油	護膚

油脂

序號	德文名稱／拉丁學名	中文名	效用
1	SHEABUTTER *Butyrospermum parkii*	乳油木果脂	護膚，霜膏，油膏
2	KAKAOBUTTER *Theobroma cacao*	可可脂	護膚，霜膏，油膏

藥草列表

序號	德文名稱／拉丁學名	中文名	使用部位	功效／應用方向	茶飲製作法	酊劑／烈酒／藥酒	敷料／入浴	油膏／香膏
1	ANIS *Pimpinella anisum*	洋茴香	種子	消化，感冒	以滾水沖泡，浸泡五到八分鐘	洋茴香烈酒	—	—
2	APFELMINZE *Mentha gentilis*	蘋果薄荷	整株	提神	以滾水沖泡，浸泡五到八分鐘	—	—	—
3	ARNIKA *Arnica montana*	山金車	花朵	促血液循環，治療傷口	—	酊劑	可	可
4	AUGENTROST *Euphrasia rostkoviana*	小米草	整株	眼睛疲勞，護膚	以滾水沖泡，浸泡五到八分鐘	酊劑	可	—
5	BALDRIAN *Valeriana officinalis*	纈草	根部	鎮定安撫，壓力	常溫調製	酊劑／藥酒	入浴	—
6	BÄRENTRÄUBEL *Arctostaphylos uva-ursi*	熊果	葉片	膀胱問題	常溫調製	甜藥酒	—	—
7	BEIFUSS *Artemisia vulgaris*	北艾	整株	肝膽，消化，神經，月經	以滾水沖泡，浸泡五到八分鐘	藥酒／烈酒	可	—
8	BEINWELL *Symphytum officinalis*	康復力	根部	瘀青，疼痛，傷口，風濕	—	酊劑	可	可
9	BERGAMOTTEMINZE *Mentha citrata*	檸檬薄荷	整株	提神	以滾水沖泡，浸泡五到八分鐘	—	—	—
10	BIRKENBLÄTTER *Betula lenta, Betula pendula*	樺樹	嫩芽，葉片	春季養生療程，護髮，尿道	以滾水沖泡，浸泡五到八分鐘	樺樹汁療程，純露	—	—

11	BRENNNESSEL *Uritca dioica*	西洋蕁麻	整株	膀胱問題	以滾水沖泡，浸泡五到八分鐘	酊劑，花精	可	可
12	BROMBEERBLÄTTER *Rubus fructiosus*	黑莓	葉片	消化	以滾水沖泡，浸泡五到八分鐘	—	—	—
13	EBERESCHE *Sorbus aucuparia*	歐洲花楸	漿果	更年期，腎臟，膀胱	將乾燥且切碎的漿果短暫煮滾，再浸泡十分鐘	烈酒	—	—
14	EIBISCH *Althaea officinalis*	藥蜀葵	根部，葉片，花朵	咳嗽	以冷水調製，短暫加熱	酊劑，糖漿	—	—
15	EICHENRINDE *Quercus robur*	英國橡樹	樹皮	皮膚問題，痔瘡，凍瘡，濕疹	以冷水調製，短暫加熱	—	可	可
16	FENCHEL *Foeniculum vulgare*	甜茴香	種子	消化，咳嗽	以滾水沖泡，浸泡五到八分鐘	—	—	—
17	FRAUENMANTEL *Alchemilla vulgaris*	斗篷草	開花時整株	月經	以滾水沖泡，浸泡五到八分鐘	可	可	—
18	FRAUENMANTEL *Alchemilla vulgaris*	蜂香薄荷	開花時整株	感冒，月經，頭痛，睡眠，神經	以滾水沖泡，浸泡五到八分鐘	糖漿	—	—
19	GOLDRUTE *Solidago virgaurea*	一枝黃花	開花時整株	腎臟，膀胱，風濕	以冷水調製，短暫加熱	—	—	—
20	HAGEBUTTE *Rosa canina*	玫瑰果	果實	感冒	以滾水沖泡，浸泡五到八分鐘	酊劑，烈酒	—	—
21	HEIDELBEEREN *Vaccinium myrtillus*	歐洲越橘	乾燥的漿果	腹瀉	以滾水沖泡，浸泡五到八分鐘	—	—	—

序號	德文名稱／拉丁學名	中文名	使用部位	功效／應用方向	茶飲製作法	酊劑／烈酒／藥酒	敷料／入浴	油膏／香膏
22	HIMBEERBLÄTTER *Rubus idaeus*	覆盆莓	葉片	消化	以滾水沖泡，浸泡五到八分鐘	—	—	—
23	HOLUNDER, SCHWARZ *Sambucus niger*	西洋接骨木	花朵	感冒，發燒	以滾水沖泡，浸泡五到八分鐘	—	—	—
24	HOPFEN *Humulus lupulus*	蛇麻草	雌性毬果	壓力，助眠，神經問題	以滾水沖泡，浸泡五到八分鐘	酊劑	—	可
25	INGWER *Zingiber officinale*	薑	根部	暖身，消化，皮膚問題	以滾水沖泡，浸泡五到八分鐘	糖漿	—	—
26	JOHANNISKRAUT *Hypericum perforatum*	聖約翰草	花朵	壓力，憂鬱	以冷水調製，加熱，浸泡四到五分鐘	酊劑	—	可
27	KAMILLE, RÖMISCH *Chamaemelum nobile*	羅馬洋甘菊	花朵	感冒，消化	以滾水沖泡，浸泡五到八分鐘	酊劑	可	可
28	KÖNIGSKERZE *Verbascum thapsiforme*	毛蕊花	花朵	一般感冒，利尿	以滾水沖泡，浸泡五到八分鐘	酊劑	—	—
29	LAVENDEL *Lavandula angustifolia*	真正薰衣草	花朵	睡眠問題，感冒	以滾水沖泡，浸泡五到八分鐘	可	可	可
30	LINDENBLÜTEN *Tilia grandifolia, Tilia cordata*	椴樹	花朵	發燒，感冒	以滾水沖泡，浸泡五到八分鐘	純露，花精，藥酒	—	—
31	LÖWENZAHN *Taraxacum officinalis*	蒲公英	葉片，花朵與根部	排毒，肝膽	以滾水沖泡，浸泡五到八分鐘	根部燒酒	—	—

32	LUNGENKRAUT *Pulmonaria officinalis*	療肺草	整株	感冒	以滾水沖泡，浸泡五到八分鐘	藥酒，花精	—	—
33	MÄDESÜSS *Filipendula ulmaria*	旋果蚊子草	花朵	頭痛，發燒	以滾水沖泡，浸泡五到八分鐘	酊劑，純露	可	可
34	MALVE(KÄSEPAPPEL) *Malva sylvestris, Malva neglecta*	錦葵	葉片與花朵	腸胃，咳嗽，疹子，腹瀉，風濕關節炎	以溫水沖泡，浸泡幾個小時	酊劑，糖漿	可	可
35	MÖNCHSPFEFFER *Vitex agnus-castus*	貞潔樹	種子	婦科問題，更年期不適	只能作為其他藥草茶飲的添加劑	粉	—	—
36	MUTTERKRAUT *Tanacetum parthenium*	小白菊／夏白菊	整株	偏頭痛，婦科問題，減緩疼痛	以滾水沖泡，浸泡五到八分鐘	酊劑，糖漿	可	—
37	ORANGENBLÜTEN *Citrus aurantium*	橙花	花朵	增強免疫力	以滾水沖泡，浸泡五到八分鐘	—	—	—
38	PAPPEL *Populus nigra*	黑楊	嫩芽	肌肉疼痛，風濕	—	—	—	可
39	PFEFFERMINZE *Mentha piperita*	胡椒薄荷／歐薄荷	整株	提神	以滾水沖泡，浸泡五到八分鐘	—	—	—
40	QUENDEL *Thymus serpyllum, Thymus pulegioides*	鋪地百里香	整株	感冒，風濕，肌肉疼痛	—	酊劑，糖漿	可	可
41	RINGELBLUME *Calendula officinalis*	金盞花	花朵	護膚，傷口癒合	以滾水沖泡，浸泡五到八分鐘	酊劑	可	可
42	ROSENBLÜTEN *Rosa centifolia*	千葉玫瑰	花朵	喉嚨痛	以滾水沖泡，浸泡五到八分鐘	可	可	可

序號	德文名稱／拉丁學名	中文名	使用部位	功效／應用方向	茶飲製作法	酊劑／烈酒／藥酒	敷料／入浴	油膏／香膏
43	HIMBEERBLÄTTER *Rubus idaeus*	迷迭香	整株	疼痛，感冒	以滾水沖泡，浸泡五到八分鐘	酊劑，藥酒	可	可
44	ROTKLEE *Trifolium pratense*	紅花苜蓿	花朵	更年期不適，淨化血液	以滾水沖泡，浸泡五到八分鐘	酊劑，藥酒，純露	可	可
45	(WIESEN-)SALBEI *Salvia officinalis, Salvia pratense*	鼠尾草	葉片	喉嚨痛，牙齦問題	以滾水沖泡，浸泡五到八分鐘	酊劑，藥酒	可	—
46	SCHAFGARBE *Achillea millefolium*	西洋蓍草	開花時整株	婦科問題，月經，更年期	以滾水沖泡，浸泡五到八分鐘	酊劑，糖漿	可	可
47	SCHLÜSSELBLUME *Primula veris*	黃花九輪草／歐洲報春花	花朵，葉片，根部	感冒，痛風，風濕，頭痛	以滾水沖泡，浸泡五到八分鐘	酊劑，糖漿，藥酒	—	—
48	SPITZWEGERICH *Plantago lanceolata*	長葉車前葉	葉片	感冒	以滾水沖泡，浸泡五到八分鐘	酊劑，糖漿	可	—
49	STIEFMÜTTERCHEN *Viola arvensis*	野生堇菜	整株	皮膚問題，痤瘡，濕疹	以冷水調製，加熱，浸泡四到五分鐘	酊劑，糖漿	可	可
50	TAUBNESSEL, WEISS *Lamium album*	白野芝麻／短柄野芝麻	開花時整株	婦科問題，月經週期不適，搔癢，睡眠問題	以冷水調製，加熱，浸泡四到五分鐘	糖漿	—	—
51	TAUSENDGÜLDENKRAUT *Erythraea centaurium*	日本鬼燈檠	花朵，莖	腸胃，肝膽，咳嗽，低血壓，神經	常溫調製，浸泡一晚，過濾後再稍微加熱	酊劑，藥酒	—	—
52	THYMIAN *Thymus vulgaris*	百里香	整株	感冒	以滾水沖泡，浸泡五到八分鐘	酊劑，糖漿，烈酒	可	可

33	VEILCHEN *Viola odorata*	香菫菜	花朵	感冒	以滾水沖泡，浸泡五到八分鐘	糖漿，酊劑，純露	可	可
34	WACHOLDER *Juniperus communis*	杜松	葉片，漿果	提振食慾，吃壞肚子，痛風，風濕，肝膽	以滾水沖泡，浸泡五到八分鐘	純露	可	—
35	WEIDENRINDE *Salix alba, Salix fragilis*	白柳／碎柳	樹皮	發燒，感冒，漱口劑	以冷水調製，短暫加熱，浸泡五分鐘	純露	可	—
36	WEIDENRÖSCHEN, KLEINBLÜTIGES *Epilobium parviflorum*	小花柳蘭	植株上端	膀胱，前列腺，尿道感染，婦科問題	以滾水沖泡，浸泡五到八分鐘	酊劑	可	可
37	YSOP *Hyssopus officinalis*	牛膝草	整株	感冒，皮膚問題，搔癢	以滾水沖泡，浸泡五到八分鐘	酊劑	可	—
38	ZINNKRAUT *Equisetum arvense*	問荊	整株	皮膚，結締組織	以冷水調製，浸泡約十二小時，再稍微加熱	酊劑，藥酒	可	—
39	ZITRONENMELISSE *Melissa officinalis*	香蜂草	整株	睡眠問題	以滾水沖泡，浸泡五到八分鐘	烈酒，花精，酊劑，純露	可	可

Section 3

索引 依注音符號排序

ㄅ

ㄆ

ㄇ

ㄈ

ㄐ

ㄑ

ㄒ

ㄨ

ㄩ

「一日無香，便是虛度。」

——埃及諺語

Ein Tag ohne Dufterlebnisse
ist ein verlorener Tag.

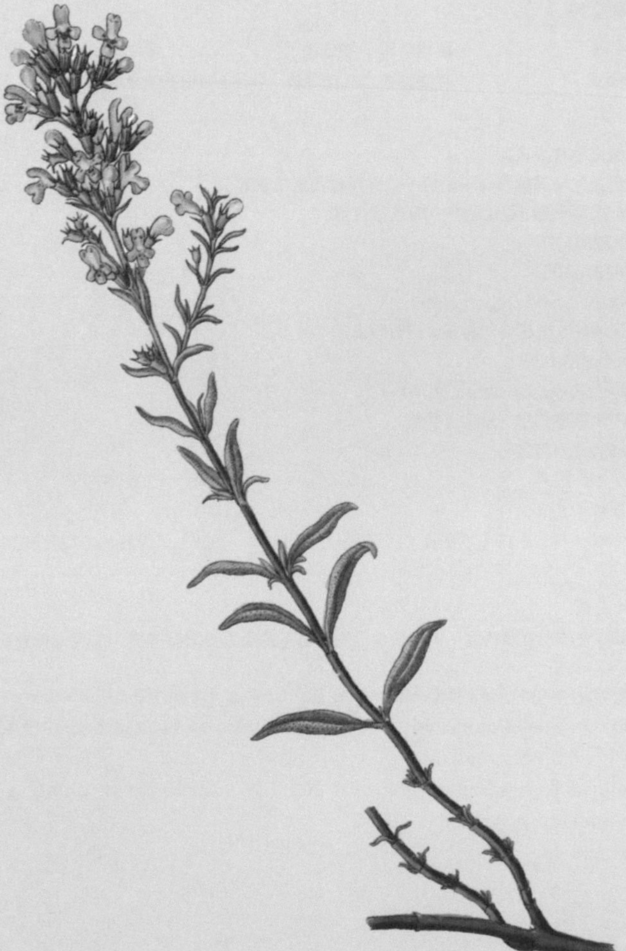

Self-Heal 010

奧地利奶奶給銀髮族的居家芳療小藥舖：

內服到外用，全方位照護腸胃道、關節與情緒，自己也能在家優雅迎接慢老生活！

SOS Hexenschuss:

Die besten Rezepte bei kleinen Beschwerden

作　者　英格麗．克蘭迪恩－用（Ingrid Kleindienst-John）
譯　者　陳宣名
審　訂　何欣潔 poky、張雅婷、黃琬婷
校　對　何欣潔、陳宣名、倪玼瑜

堡壘文化有限公司

總編輯　簡欣彥　副總編輯　簡伯儒　責任編輯　倪玼瑜
行銷企劃　游佳霓　封面設計／內頁構成　IAT-HUÂN TIUNN

出　版　堡壘文化有限公司
發　行　遠足文化事業股份有限公司（讀書共和國出版集團）
地　址　231 新北市新店區民權路 108-3 號 8 樓
電　話　02-22181417
傳　真　02-22188057
Email　service@bookrep.com.tw
郵撥帳號　19504465 遠足文化事業股份有限公司
客服專線　0800-221-029
網　址　http://www.bookrep.com.tw
法律顧問　華洋法律事務所　蘇文生律師
印　製　呈靖彩藝有限公司
初版 1 刷　2023 年 10 月
定　價　新臺幣 600 元
ISBN　978-626-7375-12-9（平裝）／9786267375174（PDF）／9786267375167（EPUB）

國家圖書館出版品預行編目（CIP）資料

奧地利奶奶給銀髮族的居家芳療小藥鋪：內服到外用，全方位照護腸胃道、關節與情緒，自己也能在家優雅迎接慢老生活!/ 英格麗．克蘭迪恩－用（Ingrid Kleindienst-John）作；陳宣名譯．-- 初版．-- 新北市：堡壘文化有限公司出版：遠足文化事業股份有限公司發行，2023.10

面；　公分．--（Self heal；10）

譯自：SOS Hexenschuss: Die besten Rezepte bei kleinen Beschwerden

ISBN 978-626-7375-12-9(平裝)

1.CST: 芳香療法 2.CST: 自然療法　　418.995　112015180